ISBN 978-3-662-27782-9   ISBN 978-3-662-29278-5 (eBook)
DOI 10.1007/978-3-662-29278-5

Die „**Beiträge zur Klinik der Tuberkulose**" erscheinen nach Maßgabe des eingehenden Materials zwanglos in einzeln berechneten Heften, die zu einem Band von 40—50 Druckbogen vereinigt werden.

Als besondere Beilage wird den „Beiträgen" das „Zentralblatt für die gesamte Tuberkuloseforschung" beigegeben.

Der Autor erhält einen Unkostenersatz von RM 20.— für den 16 seitigen Druckbogen, jedoch im Höchstfalle RM 40.— für eine Arbeit.

Es wird ausdrücklich darauf aufmerksam gemacht, daß mit der Annahme des Manuskriptes und seiner Veröffentlichung durch den Verlag das ausschließliche Verlagsrecht für alle Sprachen und Länder an den Verlag übergeht, und zwar bis zum 31. Dezember desjenigen Kalenderjahres, das auf das Jahr des Erscheinens folgt. Hieraus ergibt sich, daß grundsätzlich nur Arbeiten angenommen werden können, die vorher weder im Inland noch im Ausland veröffentlicht worden sind, und die auch nachträglich nicht anderweitig zu veröffentlichen der Autor sich verpflichtet.

Bei Arbeiten aus Instituten, Kliniken usw. ist eine Erklärung des Direktors oder eines Abteilungsleiters beizufügen, daß er mit der Publikation der Arbeit aus dem Institut bzw. der Abteilung einverstanden ist und den Verfasser auf die Aufnahmebedingungen aufmerksam gemacht hat.

Die Mitarbeiter erhalten von ihrer Arbeit zusammen 40 Sonderdrucke unentgeltlich. Weitere 160 Exemplare werden, falls bei Rücksendung der 1. Korrektur bestellt, gegen eine angemessene Entschädigung geliefert. Darüber hinaus gewünschte Exemplare müssen zum Bogennettopreise berechnet werden. Mit der Lieferung von Dissertationsexemplaren befaßt sich die Verlagsbuchhandlung grundsätzlich nicht; sie stellt aber den Doktoranden den Satz zur Verfügung zwecks Anfertigung der Dissertationsexemplare durch die Druckerei.

Alle Manuskriptsendungen sind zu richten an Herrn Prof. Dr. L. Brauer, Wiesbaden, Wilhelminenstr. 45.

Im Interesse der unbedingt gebotenen Sparsamkeit werden die Herren Verfasser gebeten, auf knappste Fassung ihrer Arbeiten und Beschränkung des Abbildungsmaterials auf das unbedingt erforderliche Maß bedacht zu sein. Dadurch wird es möglich, die Arbeiten in kürzester Frist zu veröffentlichen.

Verlagsbuchhandlung Julius Springer in Berlin W 9, Linkstr. 22/24
Fernsprecher: 21 81 11.

---

94. Band. **Inhaltsverzeichnis.** 3. Heft

Seite

Koch, Otto. Beiträge zur allgemeinen Pathogenese und Pathohistologie der tuberkulösen Leptomeningitis. (Mit 31 Abbildungen im Text) 183

Nukada, Susm, Tetsuji Kimura, Katsutoshi Ohba und **Chiё Ryu.** Über die Einflüsse minimaler Mengen von Heterobakterien auf den Verlauf der experimentellen Kaninchentuberkulose. III. Mitteilung 259

Meyer, H. E. Bronchiektasien und Erbanlage 264

Rickmann, L. Die Behandlung der Kehlkopftuberkulose mit der Kehlkopf-Quarzlampe nach Cemach 301

Die Anatomie der Pleurakuppel

Ein anatomischer Beitrag zur Thoraxchirurgie

Von **Anton Hafferl**

o. ö. Professor der Anatomie an der Universität Graz

(Sonderabdruck des gleichnamigen Beitrages in „Ergebnisse der Chirurgie und Orthopädie, Bd. 31)

Mit 21 farbigen Abbildungen. 90 Seiten. 1939. RM 12.—

SPRINGER-VERLAG BERLIN HEIDELBERG GMBH

(Aus der deutschen Forschungsanstalt für Tuberkulose e. V. [Vorstand: Prof. Dr. *L. Brauer*] und der Medizinischen Universitäts-Poliklinik in Frankfurt a. M. [Direktor: Professor Dr. *M. Gänsslen*].)

Bronchiektasien und Erbanlage.

Von

Dr. med. habil. H. E. Meyer.

(*Eingegangen am 2. Dezember 1939.*)

Ziel der Arbeit.

Das Schrifttum über die Bronchiektasien hat in den letzten Jahren eine wesentliche Bereicherung erfahren. Den Anstoß zu dieser Entwicklung hat die von *Lignack* zuerst angewandte und von *Sicard* und *Forestier* verbesserte und in die Praxis eingeführte Methode der Bronchographie gegeben, die es ermöglichte, am Bronchialbaum des lebenden Menschen eingehende Studien zu machen. Unsere Anschauungen über die Häufigkeit der Bronchialerweiterungen, ihre Altersverteilung, Symptomatologie und Therapie haben sich sehr geändert. Unter den erfahrenen Autoren besteht jetzt über diese Punkte eine wesentliche Meinungsverschiedenheit nicht mehr, wohl aber gehen die Ansichten über ihre Entstehung noch weit auseinander.

Eine nicht geringe Zahl namhafter Untersucher ist geneigt, in den Bronchiektasien eine häufig schon im Kindesalter, besonders im Anschluß an Masern, Keuchhusten, Grippe, Bronchopneumonie, Lues und Tuberkulose *erworbene Krankheit* zu sehen (u. a. *Brauer, Bendove* und *Gershwin, Duken, Fletscher, Klare, Léon-Kindberg, Sergent, Tendeloo, Vogt, Wiese*) und den kongenitalen Faktoren keine oder nur eine unwesentliche Rolle für die Entstehung dieses Leidens beizumessen. Andere Autoren dagegen, wie *Bard, Hedblom, Kartagener, Krampf, Lereboullet, Lotzin, Löffler, Pruvost* und *Sauerbruch*, sind der Meinung, daß die Bronchiektasien in ihrer überwiegenden Mehrzahl — *Sauerbruch* gibt z. B. für Bronchiektasien im Kindesalter die Zahl von 80% an — eine durch intrauterine Vorgänge *erworbene Mißbildung* darstellen oder ihre Ursache in einer *Veränderung* des *Keimplasmas* haben und somit *erblich* sind.

Die von der letztgenannten Gruppe von Untersuchern für ihre Auffassung vorgebrachten Beweise dürften jedoch nicht ganz überzeugen. Es fehlen besonders Familienuntersuchungen, deren Ergebnisse für die Frage der Vererbung von entscheidender Bedeutung wären, und die uns darüber hinaus Hinweise für die Entstehung des Krankheitsbildes geben könnten. Es ist das Ziel der vorliegenden Arbeit, diese Lücke auszufüllen.

Methodik.

Die Abhandlung stützt sich im wesentlichen auf die Ergebnisse eigener *klinischer Beobachtungen* und insbesondere auf die Untersuchung einer größeren Zahl *auslesefreier Sippen* im Sinne *Luxemburgers*, in denen Kranke mit Bronchiektasien zur Beobachtung gekommen waren. Die Untersuchungen wurden im

Jahre 1936 in der *Deutschen Forschungsanstalt für Tuberkulose* begonnen und 1938 in der *Medizinischen Universitäts-Poliklinik* in *Frankfurt am Main* fortgeführt. Sie berücksichtigen *nur die Form der Bronchiektasien*, die als *selbständiges* Leiden auftritt, im Gegensatz zu den Fällen, bei denen die Erweiterung eine *abhängige* ist, da sie im Zusammenhang mit besonderen Erkrankungen des betreffenden Lungenabschnittes steht, durch welche die Bronchialwände von innen nach außen zerstört und die Bronchien erweitert werden. Hierin gehören die Bronchiektasien bei Tuberkulose (*Grancher, Hauser*), Pneumokoniosen (*Tiedemann*), Lues (*Balzer* und *Grandhomme*), Aktinomykose bei primären oder metastatischen Geschwulstbildungen in der Bronchialwand (*Kisch*), Röntgenbestrahlung des Thorax (*Assmann, Landau*), Schußverletzungen der Lunge (*Konjetzny, H. E. Meyer, Steinmeyer* und *Kathe*) und Herzfehlern (*Jhm*).

Angesichts der besonders im amerikanischen und französischen Schrifttum niedergelegten Auffassung sei betont, daß Höhlenbildungen in den Lungen, die durch Absceß oder Gangräne entstanden sind, auch nach erfolgter Reinigung, wenn etwa von dem einmündenden Bronchus aus eine Epithelialisierung eingetreten sein sollte, nichts mit der eigentlichen Bronchiektasie zu tun haben. Die Wand dieser Höhlen zeigt nämlich nicht den Aufbau der Bronchialwand. Insgesamt wurden 211 Patienten mit Bronchiektasien untersucht. Darunter befanden sich 112 Männer, 78 Frauen und 21 Kinder, 10 männlichen und 11 weiblichen Geschlechts.

Es liegt kein zwingender Grund vor, aus der größeren Zahl erwachsener, männlicher Patienten in unserem Krankengut schließen zu wollen, daß das männliche Geschlecht häufiger an Bronchiektasien erkrankt, wenn auch aus einer Reihe von Statistiken hervorzugehen scheint (*Bamberger, Bittorf, v. Criegern, Frank, Schneider*), daß dieses tatsächlich der Fall ist. Die Verschiebung ist bei uns im wesentlichen dadurch bedingt, daß wir zu Beginn der Untersuchungen auf die klinische Abteilung nur Männer aufnehmen konnten. Bei den von uns beobachteten *Kindern* ist das Geschlechtsverhältnis fast gleich. Wegen der geringen Zahl von Beobachtungen möchten wir aber hier keine sicheren Aussagen machen. Im Schrifttum wurde früher angegeben, daß fast doppelt so viel Mädchen wie Knaben befallen werden. Von *Wiese* ist das Verhältnis 1,85 : 1 mitgeteilt. Diese Auffassung dürfte aber wohl nicht den Tatsachen entsprechen. Spätere Untersucher kamen auch zu anderen Ergebnissen. So fand *Klare* unter 156 Fällen eine Verhältnis von Knaben zu Mädchen wie 1 : 1,4; *Fletscher* kommt bei 124 Beobachtungen auf eine Verhältniszahl von 1,2 : 1. Ähnlich sind die von *Edel* aus der Freiburger Kinderklinik mitgeteilten Ergebnisse. Im Kindesalter ist also die Erkrankungshäufigkeit zwischen Knaben und Mädchen nahezu·gleich. Wenn aber im späteren Leben die Zahl der erkrankten Männer größer ist als die der Frauen, dann liegt der Gedanke nahe, daß dieses unterschiedliche Verhalten vornehmlich durch berufliche Schäden, die den Mann in einem höheren Maße treffen, hervorgerufen ist.

Der größte Teil unserer Kranken konnte entweder mehrere Monate klinisch beobachtet oder längere Zeit hindurch häufig ambulant untersucht werden. Von 16 Patienten wurde außerdem das Sektions- bzw. Operationsmaterial mitbearbeitet. Die Diagnose wurde auf Grund der klinischen und röntgenologischen

Befunde gestellt. Waren diese nicht eindeutig, dann wurde eine Kontrastfüllung der Bronchien mit Jodipin vorgenommen. Es sei betont, daß gerade bei Kindern die Ergebnisse der einfachen Übersichtsaufnahmen oft sehr wenig klar sind.

Die *Ausgangsprobanden* für die Sippenuntersuchungen ergaben sich aus diesen rund 200 Fällen. Von den Sippen wurden jeweils diejenigen weiteruntersucht, die möglichst groß und leicht zu erreichen waren. Das waren insgesamt 32 mit 502 Sippenangehörigen. Da man zunächst über eine erbliche Belastung Näheres nicht erfahren konnte, wurde der Grundsatz der auslesefreien Serie hinreichend gewahrt. Von jeder der 32 Sippen wurde eine *Sippentafel* angefertigt, die z. T. im Anhang mit veröffentlicht wird. Es wurden nach Möglichkeit alle Verwandten bis zum Verwandtschaftsgrad 1/16 erfaßt. Dazu gehören: 1. die Eltern; 2. Geschwister; 3. Kinder; 4. Großeltern; 5. Onkel und Tanten; 6. Neffen und Nichten; 7. Enkel (Verwandtschaftsgrad 1/4); 8. Großonkel und Großtanten; 9. Vettern und Basen; 10. Kinder von Neffen und Nichten (Verwandtschaftsgrad 1/8); 11. Kindern von Vettern und Basen (Verwandtschaftsgrad 1/16). Wenn in der Arbeit von *nahen Verwandten* gesprochen wird, dann sind die Verwandtschaftsgrade bis 1/4 *einschließlich* gemeint. Zur *entfernten* Verwandtschaft gehören die Angehörigen der *übrigen* Verwandtschaftsgrade. Aus bestimmten, später zu entwickelnden Gründen haben wir uns nicht nur auf die Untersuchung der Blutsverwandten beschränkt, sondern auch möglichst viele „*angeheiratete Verwandte*" zu erfassen gesucht.

Ergebnisse der klinischen Untersuchungen.

Bei der Auswertung der klinischen Befunde haben wir naturgemäß zunächst unsere Aufmerksamkeit auf das *weitere Vorkommen einer Bronchiektasie* in den untersuchten Sippen gerichtet. Sodann haben wir auf das *Zusammentreffen* von *anderen Krankheiten* und *Konstitutionsanomalien* mit *Bronchialerweiterungen* sowohl bei den Bronchiektatikern selbst als auch bei ihren nahen und entfernten Verwandten unsere Aufmerksamkeit gerichtet.

Es wurde in diesem Zusammenhang besonders die Häufigkeit der Kombination mit anderen Lungenerkrankungen, wie *Bronchitiden*, *Pneumonien*, *Tuberkulose*, *Asthma bronchiale* und *Tumoren* und von den anderen Leiden vornehmlich auf die mit *Erkrankungen* der *Nase* und *ihrer Nebenhöhlen* geachtet, da gerade die letztgenannten bei Bronchiektatikern angetroffen werden sollen. In zweiter Linie wurde die Aufmerksamkeit auf das Zusammentreffen mit *endokrinen Störungen*, *Nerven-* und *Geisteskrankheiten*, *Mißbildungen* und *sonstigen Anomalien* gerichtet. Dabei wurde versucht, zwischen solchen Kombinationen zu unterscheiden, welche *gesetzmäßig* und solche, die *zufällig* sind, etwa weil sie durch gleiche äußere oder innere Umstände hervorgerufen werden. Bei den gesetzmäßigen wiederum muß zwischen solchen getrennt werden, bei denen *eine Krankheit aus der anderen hervorgeht*, bei denen es sich — um einen Ausdruck *Max v. Pfaundlers* zu gebrauchen — um eine *subordinierte Syntropie* handelt und solchen, wo *beide* mindestens *eine teilweise gemeinsame pathogenetische* Grundlage haben („*koordinierte Syntropie*" von *Pfaundler*). Im letzten Falle kann sozusagen die Struktur der Krankheit die gleiche oder ähnlich sein wie bei gewissen Systemerkrankungen, z. B. bei den hepatolienalen Erkrankungen. Es kann sich auch die gemeinsame Ursache kraft des verschiedenen Baues und der Lage der betroffenen Organe in verschiedenartiger Weise auswirken. Als Beispiel für die letzte Möglichkeit sei etwa auf die Osteogenesis imperfecta hingewiesen, die so oft mit Anomalien anderer Organe, wie den blauen Skleren, Abnormitäten der Zähne und anderen zusammen angetroffen wird. Hier liegt dem Zusammentreffen scheinbar verschiedenartiger Organerkrankungen bzw. Fehlbildungen eine gemeinsame konstitutionelle Ursache häufig vererblicher Art zugrunde.

Habitusformen.

Von 150 erwachsenen Bronchiektatikern und 200 Sippenangehörigen wurde eine Aufteilung in vorwiegend *asthenische, leptosome, pyknische* und *athletische* Habitusformen vorgenommen. Reine Typen kamen nur selten zur Beobachtung. Im Einzelfall entschied der überwiegende Gesamteindruck. Ausgesprochene *Mischformen* und *dysplastische Typen* wurden in einer besonderen Gruppe als *unbestimmte Formen* zusammengefaßt.

Am häufigsten fanden sich unter den Bronchiektatikern *Leptosome* mit 42%. Dann folgten die *Pykniker* mit 30%. Es gehören diesen beiden Typen also rund 70% aller Untersuchten an. Die beiden anderen Gruppen traten demgegenüber stark zurück. Auf die *Astheniker* entfielen 14%. 10% gehörten *Athletikern* an, der Rest von 4% mußte als *unbestimmt* bezeichnet werden. Um Vergleichswerte zu erhalten, haben wir bei 300 gesunden Menschen aus der Gegend unserer Bronchiektatiker ebenfalls eine Einteilung in die genannten Habitusformen vorgenommen. Wir fanden 39% *Leptosome* und 35% *Pykniker*. Der Rest verteilte sich auf die *asthenischen* (11%) und *athletischen* Formen (10%) sowie auf die unbestimmten Typen (5%). Eine besondere Bevorzugung gewisser Habitusformen bei Bronchiektatikern gegenüber der Durchschnittsbevölkerung können wir also *nicht* feststellen.

Im Schrifttum sind die Ansichten über diese Frage geteilt, wenn auch in den meisten Arbeiten ein auffälliges Vorherrschen bestimmter Konstitutionstypen nicht angegeben ist. Nach *Findlay* und *Cramer, Friedrich v. Müller* disponiert der „kräftige Typ" zur Bronchiektasie. *Schwabe* fand unter 26 Fällen in 25% den asthenischen Habitus. *Wiese* hingegen konnte unter 100 an Bronchiektasien erkrankten Kindern nur 7mal den Typ des Asthenikers, *Duken* unter 90 Kindern nur 2mal feststellen. *Klare* betont, daß weder der asthenische noch der pyknische Habitus zu wirken scheine. *Stoerk* macht auf den Zusammenhang zwischen Lymphphatismus und Bronchiektasie aufmerksam. In den tieferen Luftwegen lokalisierte Bronchitiden sollen bei Lymphatikern häufiger zu Bindegewebswucherungen und im Anschluß daran zur Bronchiektasie führen als bei Nichtlymphatikern.

Bronchiektasien und Lungenerkrankungen.

Unter den 32 Sippen, bei denen ein großer Teil der Angehörigen selbst untersucht werden konnte, finden sich 12 Sippen, in denen *zwei* oder *mehrere Fälle* von *Bronchiektasie* zur *Beobachtung* kamen. Das sind rund 35%.

Aus den im Anhang beigefügten Sippentafeln ist das Nähere zu entnehmen.

In Sippe 1 ist außer dem Vater noch ein Sohn erkrankt. In Sippe 2 leiden 2 Brüder an Bronchiektasien. In der Sippe 3 sind 2 Kinder von Vettern Bronchiektatiker. In Sippe 4 haben beide Paarlinge eines eineiigen Zwillingspaares Bronchialerweiterungen. In Sippe 5 sind die Großmutter väterlicherseits und ein Enkelkind erkrankt. In der Sippe 6 hat die Erkrankung außer dem Großvater väterlicherseits auch noch einen Vetter 2. Grades befallen. In der Sippe 7 sind Mutter und Sohn Bronchiektatiker. In der Sippe 8 Großvater und Enkelin. Der Bruder des an Bronchialerweiterung erkrankten Großvaters in der Sippe 9 hat einen Enkel, der ebenfalls an dieser Erkrankung leidet. Der Großvater des Kindes Dietrich H. in Sippe 10 hat ebenso wie sein Enkelkind Bronchiektasien. In Sippe 11 ist außer dem Großvater und dessen Sohn auch die Tochter des letzteren erkrankt. In der Sippe 12 hat der Proband einen Großvater väterlicherseits und einen Vetter väterlicherseits, die an Bronchiektasien leiden.

Nach Abschluß der Arbeit konnte noch eine weitere hierin gehörige Beobachtung gemacht werden. Bei einer 38 Jahre alten Frau wurden zylindrische Bronchiektasien in beiden Unterfeldern festgestellt, die seit frühster Jugend Beschwerden gemacht hatten. Ein 9 Jahre alter Neffe, das Kind ihres Bruders, hustete seit seinem ersten Lebensjahre. Die Untersuchung ergab cylindrische Bronchiektasien im rechten Unterfeld herznahe. Außerdem hatte das Kind einen angeborenen Herzfehler, Mißbildungen der ersten Rippen beiderseits, sowie einen Strabismus convergens. Bemerkenswert erscheint, daß der Vater sowohl als auch der Großvater der Frau „ihr Leben lang husteten und sehr viel gelben Auswurf hatten". Beide sind im hohen Alter von 83 bzw. 71 Jahren gestorben.

Die Angabe, daß in 35% der untersuchten Sippen noch ein weiterer Fall von Bronchiektasie beobachtet wurde, bedarf einer näheren Erläuterung. Die Zahl ist ungenau. Würde man noch mehr Sippenangehörige untersuchen, dann würde sich die Zahl der mit Bronchiektasien behafteten Mitglieder wahrscheinlich erhöhen. Sie würde sich umgekehrt bei Erfassung einer geringeren Zahl vermindern. Die Prozentzahl ändert sich also bei gleichbleibender Gesamtzahl der Sippen mit dem Grade der Erfassung von Angehörigen.

Es erscheint deshalb zweckmäßiger von der *Gesamtzahl* der *Sippenangehörigen* auszugehen. Dann finden wir unter 502 Sippenangehörigen 14 Fälle von Bronchiektasien. Das sind 2,8%. Leider ist nicht bekannt, wie häufig diese Form der Bronchiektasien insbesondere unter der Bevölkerung unserer Gegend vorkommt. Die Häufigkeit der Bronchiektasien zeigt nämlich eine ausgesprochene *regionäre Verschiedenheit*, auf die besonders *Ceelen* hingewiesen hat und die dieser im wesentlichen auf *klimatische Einflüsse* zurückführen möchte. Um aber wenigstens einen gewissen Anhaltspunkt für die Häufigkeit der Bronchiektasien in unserer Gegend zu haben, wurden die Ergebnisse der klinischen und röntgenologischen Untersuchungen von 304 Studenten, 685 SA-Anwärtern, 424 Schulkindern und 58 Mitarbeitern der NSV., Kreisamtsleitung usw. durchgesehen und dabei unter insgesamt 1571 Menschen 3 Fälle von Bronchiektasien gefunden. Das sind 0,13%. Wenn wir bei diesem Untersuchungsgut auch eine gewisse Auslese haben, so dürfen aber die Zahl der primären Bronchiektasien, die durch klinische und röntgenologische Untersuchungen erkannt werden können, in der hiesigen Durchschnittsbevölkerung 0,20% sicher nicht überschreiten. In Familien von Bronchiektasiekranken kommt demnach das Leiden mindestens 14mal häufiger vor als in der Gesamtbevölkerung. Es sei ausdrücklich darauf hingewiesen, daß bei unseren Untersuchungen nur bei Blutsverwandten Bronchiektasien gehäuft festgestellt wurden. Wären lediglich äußere Einwirkungen die Ursache des gehäuften Auftretens von Bronchialerweiterungen in den von uns untersuchten Sippen, dann hätte man annehmen müssen, daß auch die angeheirateten Verwandten erkrankt wären. Wir vermochten aber bei diesen unter 183 Menschen keinen Fall von Bronchialerweiterung festzustellen.

Über das *familiäre Vorkommen von Bronchiektasien* finden sich im Schrifttum einige Angaben. Die älteste Andeutung dürfte von *Grawitz* (1880) stammen. Er schreibt: ,,Es ist eine alte Erfahrung, daß sowohl die Symptome der Bronchialerweiterungen als die des Lungenemphysems in vereinzelten Fällen in ungewöhnlich frühem Lebensalter auftreten, daß sie schon bei Kindern hohe Grade erreichen, und daß eine direkte nachweisbare erbliche Übertragung die Vermutung außerordentlich stützt, daß das Leiden in seiner letzten Quelle auf die Zeit der fetalen Entwicklung zurückzuführen sei." Leider bringt *Grawitz* keine Einzelheiten, die die erbliche Übertragung beweisen würden. Ebenso allgemein gehalten ist die Bemerkung von *Brünecke*, wenn er ohne konkrete Angaben darauf hinweist, daß sich in der Anamnese von Bronchiektatikern Lungenerkrankungen der Eltern verhältnismäßig recht häufig finden. *Neisser* teilte 1901 eine Beobachtung von angeborenen Bronchiektasien bei Vater und Sohn in einer einseitig atrophischen Lunge mit. Bronchialerweiterungen bei Vätern und Kindern sahen ferner *Posselt* (1909) und *Liebmann* (1928). *Posselt* macht keine näheren Angaben, während *Liebmann* das Röntgenbild eines 22jährigen Mädchens abbildet, das Wabenzeichnung in beiden Lungen aufweist. Der Vater dieses Mädchens leidet seit Jahren an zylindrischen Bronchiektasien.

Peiser sah zylindrische Bronchiektasien bei einem 8 Monate alten Knaben im rechten Unterlappen, dessen 10jährige Schwester ebenfalls Bronchiektasien hatte. Er beschreibt ferner ein 4 Monate altes Mädchen mit Bronchiektasien im linken Oberlappen. Der Vater dieses Kindes litt an einer Lungentuberkulose, 2 Brüder erkrankten 4 bzw. 5mal innerhalb kurzer Zeit an Lungenentzündung und 2 Schwestern waren an Pneumonien gestorben. *Kerley* (1932) sah Bronchiektasien im Lob. inf. acc. bei Bruder und Schwester. *Kartagener* beschrieb 1933 das gleichzeitige Vorkommen von Bronchiektasien bei 2 Geschwistern und bei Vettern. Außerdem sah er Bronchiektasien bei einem Jungen, dessen Bruder an einem chronischen, im rechten Unterlappen lokalisierten Bronchitis litt, ohne daß wenigstens bisher dort Bronchiektasien nachzuweisen waren. Die eineiigen Zwillinge, die *von Lossow* beschrieb, hatten einen Bruder, der ebenfalls Bronchiektatiker war.

Zwillingspaare.

In der Sippe 4 hat der Proband einen noch lebenden, eineiigen Zwillingsbruder. Da an Bronchiektasien erkrankte eineiige Zwillinge eine große Seltenheit darstellen, für die Klärung der Vererbungsfrage aber von nicht geringer Bedeutung sind, soll die vorliegende Beobachtung in diesem Zusammenhang ausführlicher mitgeteilt werden. Da beide Paarlinge sich zum Verwechseln ähnlich sehen und insbesondere eine völlige Übereinstimmung in Haarfarbe, Haarform und Begrenzung, sowie in der Augenfarbe zeigen, da ferner eine sehr starke Ähnlichkeit von Ohr-, Lippen-, und Nasenform besteht, dürfte nach der *polysymptomatischen Ähnlichkeitsdiagnose* von *Siemens* und von *Verschuer* an der Eineiigkeit kein Zweifel sein.

Aus der Familienanamnese des jetzt 28 Jahre alten Zwillingspaares ist etwas Besonderes nicht zu berichten. Beide Paarlinge sind mit einer gesunden Frau verheiratet und haben 1 bzw. 2 gesunde Kinder. Beide Paarlinge machten zwischen ihrem 1. und 4. Lebensjahr Masern, Röteln und Keuchhusten immer gemeinsam durch. Bei dem einen Paarling (N. H.) wurden in der Jugend Nasenpolypen entfernt. Der Zwillingsbruder erkrankt häufig an Schnupfen. Seit ihrem 14. Lebensjahre leben sie getrennt und sind in verschiedenen Berufen tätig. Der eine ist Packer in einer Schuhfabrik, der andere ist auf einem Büro beschäftigt. Der eine Paarling (W. H.) war bis zu seinem 26. Lebensjahr gesund. Dann traten langsam, angeblich ohne daß eine akute Lungenerkrankung vorausgegangen war, Husten und Auswurf, sowie manchmal Nachtschweiß und Schmerzen auf der Brust auf. Der Auswurf, der besonders morgens entleert wird, schwankt in seiner Menge. Manchmal beträgt diese 30—40 ccm am Tage. Bei wiederholten, auch kulturellen Untersuchungen wurden Tuberkelbacillen nie festgestellt. Der andere Paarling (W. H.) leidet seit einigen Jahren an Husten und Auswurf. Die Beschwerden treten besonders im Frühjahr und Herbst auf. Auch hier ist von einer vorausgegangenen akuten Lungenerkrankung nichts bekannt. Im Auswurf wurden ebenfalls Tuberkelbacillen nicht festgestellt. Auskulatorisch hört man bei den Paarlingen über den Unterfeldern besonders links hinten nahe der Wirbelsäule bronchitische Geräusche und zeitweise kleinblasiges, feuchtes Rasseln. Das Röntgenbild zeigt bei N. H) nach Kontrastfüllung mit Jodipin vorwiegend zylindrische Bronchiektasien im linken Unterlappen. Bei dem Zwillingsbruder konnte aus äußeren Gründen eine Jodipinfüllung nicht vorgenommen werden. Eine ausgesprochene wabig-streifige Zeichnung ist aber auf der Übersichtsaufnahme in den Unterlappen unverkennbar. Weitere Einzelheiten mögen in der Veröffentlichung nachgelesen werden.

Zusammenfassung. Bei einem sicher eineiigen männlichen Zwillingspaare entwickeln sich, ohne daß eine akute Lungenerkrankung vorausgegangen ist, langsam in Schüben die klinischen Zeichen einer Bronchiektasie, die durch die Röntgenuntersuchung sichergestellt ist. Beide Paarlinge litten bzw. leiden an einer Erkrankung der Nasenschleimhaut. Bei dem einen Paarling wurden Nasenpolypen entfernt, der andere bekommt häufig Schnupfen.

Aus dem Schrifttum sind bisher *vier* Zwillingspaare bekannt, von denen die von *Diehl*, *von Lossow* und *Weitz* sicher eineiig, das von *Sandoz* als wahrscheinlich eineiig zu bezeichnen ist. Bei der von *Diehl* mitgeteilten Beobachtung handelt es sich um 9 Jahre alte, erbgleiche, weibliche Zwillinge, die gleichzeitig im 3. Lebensjahre an Masern erkrankten. Im 5. Lebensjahre traten Nasenentzündung, Husten und Auswurf auf, Beschwerden, die seither nicht mehr verschwanden. Bei beiden Paarlingen bestanden zylindrische Bronchiektasien im linken und in geringerem Umfange auch im rechten Unterlappen. Bei dem bereits erwähnten *von Lossow*schen Paar handelt es sich ebenfalls um weibliche, erbgleiche Zwillinge mit sackförmigen Bronchiektasien im linken Unterlappen. Die 46 Jahre alten erbgleichen weiblichen Zwillinge von *Weitz* hatten seit Jahren Husten und Auswurf. Bei ihnen konnten zylindrische Bronchiektasien in den Unterlappen gefunden werden. Bei dem von *Sandoz* beschriebenen Zwillingspaar handelt es sich um 2 Schwestern, die bei der Sektion „bis in die kleinsten Einzelheiten ähnliche Befunde" ergaben. „Insbesondere zeigen beide Lungen Läsionen, die so völlig identisch sind, daß unter den aufbewahrten Organen kaum ein Unterschied zu erkennen ist." Die pathologisch-anatomische Untersuchung ließ Alveolen in der Umgebung der Bronchiektasien nicht erkennen. Es wurde nichts gefunden, was auf den Untergang eines bereits vorhanden gewesenen Lungenparenchyms hätten schließen lassen, so daß es als sehr wahrscheinlich gelten muß, daß auf Grund einer Agenesie des Lungenparenchyms eine Erweiterung der Bronchien eingetreten ist. *Diehl* und *von Verschuer* sahen im Laufe ihrer Zwillingsuntersuchungen zweimal Bronchiektasien bei erbverschiedenen Zwillingen. Beidemal war nur der eine Paarling erkrankt. Bei unseren Untersuchungen konnten wir auch einmal zweieiige, männliche Zwillinge beobachten. Auch hier war nur der eine Paarling erkrankt. Bei 5 Paaren eineiiger Zwillinge finden wir also ein konkordantes Verhalten, während bei 3 Paaren zweieiiger Zwillinge Diskordanz besteht. Wenn es sich auch nur um kleine Zahlen handelt, so geht aus ihnen doch hervor, daß wenigstens in manchen Fällen von Bronchiektasien erbliche Gegebenheiten eine Rolle spielen.

Andere Lungenerkrankungen.

Bronchitiden.

Bei der Untersuchung über die Häufigkeit der Bronchitiden in den Sippen unserer Bronchiektatiker haben wir nicht die *einzelnen Formen dieser Erkrankung für sich gesondert* betrachtet, zumal sie ja häufig ineinander übergehen. Ebensowenig wurde *jede* entzündliche Erkrankung der Bronchialschleimhaut, die gelegentlich auftrat, besonders gewertet. Es wurden vielmehr nur die Sippenangehörigen berücksichtigt, die *häufig*, bei jeder Erkältung zum Beispiel, eine Bronchitis bekamen oder bereits *chronisch* daran erkrankt waren. Es wurde ein möglichst strenger Maßstab angelegt. Bei Beobachtung dieser Bedingungen sahen wir unter 278 Sippenmitgliedern, die der nahen Verwandtschaft angehörten, bei 56, d. h. in 20,1% eine Neigung zur Bronchitis. Bei den entfernten Verwandten, zu denen 195 Sippenangehörige gezählt wurden, war diese Neigung nur bei 10 Menschen, d. h. in 5,1% festzustellen. Auf 500 wahllos herausgegriffener Kontrollpersonen trafen die obengenannten Bedingungen 21 mal, d. h. in 4,0% zu. Aus diesen Angaben geht hervor, daß eine Neigung zur Bronchitis bei den nahen Verwandten der Bronchiektatiker wesentlich häufiger zu finden ist als bei den entfernten. Zwischen den letztgenannten und der Durchschnittsbevölkerung besteht ein deutlicher Unterschied nicht.

Im Schrifttum finden sich keine Angaben über die Häufigkeit von Bronchitiden in den Familien der Bronchiektatiker. Die Angaben von *L. F. Meyer* über „familiäre Disposition zu Affektionen der Bronchien", *de Langes* über die

Débilité pulmonal, sowie die von *Florand, Fracois* und *Flurin* über die ,,Débilité bronchique" sind allgemein gehalten und nicht durch Beispiele belegt. Dasselbe gilt von den Ausführungen *Lederers*, der behauptet, daß sich bisweilen die Neigung zu chronischen Bronchialkatarrhen als von der Aszendenz vererbt darstelle.

Pneumonien.

Es war in den meisten Fällen nicht möglich, mit Sicherheit zu entscheiden, um welche Formen der Lungenentzündung es sich gehandelt hat, so daß von einer Aufteilung, die hier besonders wünschenswert gewesen wäre, Abstand genommen werden mußte. Da aber die überwiegende Mehrzahl der Pneumonien in das Kleinkindesalter verlegt wurde, bzw. ein großer Teil der Sippenangehörigen noch Kinder waren, so darf man sagen, daß mit einer gewissen Wahrscheinlichkeit die Herdpneumonien zu einem nicht geringen Prozentsatz beteiligt waren, da gerade diese Form für das Kleinkindesalter charakteristisch ist.

Unter den nahen Verwandten erhielten wir unter 278 Personen 37mal die Angabe, daß eine Pneumonie überstanden wurde. Das sind 13,3%. Von diesen 46 Patienten waren 11, d. h. 25,9% mehrere Male an einer Lungenentzündung erkrankt. Mehrfache lobäre Pneumonien bei derselben Person sind nicht selten. Unter 870 Kranken, die in den verschiedensten Lebensaltern standen, wurde nach den Untersuchungen von *A. Fränkel, Stortz* und *Otten* in 18,4% das gehäufte Auftreten von Lungenentzündungen beobachtet. Wenn es auch nicht erlaubt ist, diese Zahlen mit den unsrigen ohne weiteres zu vergleichen, da es sich bei den letztgenannten Beobachtungen nur um lobäre Pneumonien handelt, so darf man aber doch wohl sagen, daß die Zahl der mehrfachen Pneumonien bei unserem Material nicht gering ist. Bei den entfernten Verwandten fanden wir unter insgesamt 195 Personen 7, die eine Lungenentzündung durchgemacht hatten. Das sind 3,5%.

Eine Belastung der nahen Verwandten mit Pneumonien ist unverkennbar. Ob und in welchem Umfange hier etwa die Bronchitis ursächlich eine Rolle spielt, vermag man kaum zu entscheiden, da einmal ihre Bedeutung für die Entstehung der fibrinösen Pneumonie noch sehr umstritten ist (siehe *Aufrecht, von Calcar, Melzer*), und zum anderen ich über den Anteil der lobären Pneumonien einerseits und dem der Bronchopneumonien andererseits Genaues nicht aussagen kann, wobei hinzukommt, daß auch für die letzte Form die Bedeutung der Bronchitis keineswegs in allen Fällen geklärt ist (*Engel*).

Asthma bronchiale.

Unter unseren Bronchiektatikern hatten 10 Patienten Anfälle von *Asthma bronchiale*. Bei allen Kranken waren die asthmatischen Beschwerden erst eingetreten, als schon eindeutige klinische Zeichen der Bronchiektasenkrankheit vorhanden gewesen waren. Man kann deshalb nicht annehmen, daß die Bronchialerweiterungen Folge des Asthmas sind. Es ist schwer festzustellen, ob es sich hier um ein zufälliges Zusammentreffen handelt, oder ob ein innerer Zusammenhang zwischen beiden Krankheiten besteht. Einige Beobachtungen können angeführt werden, die geeignet sind, die letzte Annahme zu stützen.

Zwei von unseren Kranken mit asthmatischen Beschwerden starben. Bei der mikroskopischen Untersuchung der Lungen fiel auf, daß die Bronchiektasien ausgefüllt waren von einem starken Pilzrasen. Das Mycel hatte oft die Wand durchbrochen und zur Nekrose gebracht. Es handelt sich in beiden Fällen um den *Aspergillus fumigatus*. Die große Bedeutung dieses Pilzes für die Entstehung des Asthmas ist bekannt. *Storm van Leuwen* fand mit seinen Mitarbeitern, daß der Pilz Stoffe liefert, die bei 40% der Asthmatiker eine *Cutanreaktion* hervorrufen. Es ist wahrscheinlich, daß wenigstens in einigen von unseren Fällen der *Aspergillus fumigatus* ursächlich mit den asthmatischen Beschwerden der Patienten in Verbindung zu bringen ist. Dafür spricht auch eine zweite Beobachtung. Unter 144 daraufhin näher untersuchten Kranken fanden wir bei 12, d. h. in 8,3% reichlich eosinophile Zellen im Sputum. Von diesen 12 Patienten wiesen 5 eine *positive Intracutanreaktion* auf *Aspergillus fumigatus* auf. Wir hatten leider nicht mehr die Möglichkeit, auch bei den Verwandten entsprechende Sputumuntersuchungen und Intracutanreaktionen anzustellen.

Von 3 Bronchiektatikern mit charakteristischen asthmatischen Beschwerden und reichlich eosinophilen Zellen im Sputum erhielten wir die Angabe, daß jedesmal dann, wenn der Auswurf schlecht entleert wird, die Asthmaanfälle an Häufigkeit und Stärke zunehmen. Es liegt der Gedanke nahe, daß in diesen Fällen das Bronchialasthma als allergische Reaktion auf die Toxinretention entstanden ist. *Chobot* beschreibt einen 5jährigen Jungen, der seit 7 Jahren an Asthma bronchiale litt. Die Bronchographie deckte eine große bronchiektatische Höhle auf. Nach Entleerung der Höhle trat jedesmal eine Besserung des Asthma auf, so daß die Bronchiektasien auch in diesem Falle eine wesentliche Bedeutung für die Auslösung der Asthmaanfälle hatten. Die ersten Angaben über die Kombination von Bronchiektasien und Asthma bronchiale stammen von *Kartagener*, der sie unter 142 Bronchiektatikern 5mal sah. *Voss* teilte drei einschlägige Beobachtungen mit. Er ist der Ansicht, daß das Zusammentreffen nur zufällig sei. Erwähnt sei, daß eine der ersten Beobachtungen *Teichmanns* über den eosinophilen Bronchialkatarrh einen Patienten mit Bronchiektasien betraf.

Tumoren.

Das Zusammentreffen von Bronchiektasien und Tumoren der Lunge kann eine verschiedene Ursache haben. Es ist bekannt, daß durch eine chronische Entzündung in den Bronchien und Alveolen reif entwickelter Lungen atypisches Epithel auftreten kann. Von *Askanazy, Brach, Goldzieher, Pagel, Siegmund, Teutschländer* u. a. sind solche Fälle beschrieben worden. Ein Epitheldefekt bei chronischem Reizzustand ist die wesentliche Voraussetzung für die Entstehung der Metaplasie. Die Bedeutung derartiger metaplastischer Vorgänge bei der Epithelregeneration liegt in ihrer engen Beziehung zur Geschwulstentwicklung. Es wuchern bei diesen Vorgängen unreife Zellen unter chronischem Reiz und differenzieren sich zu atypischen Zellen. Daß bei Bronchiektasien, wo derartige Epithelmetaplasien nicht selten sind, Cancroide und andere Formen bösartiger epithelialer Gewächse häufiger als in der Durchschnittsbevölkerung vorkommen sollen, erscheint deshalb nicht auffällig.

Einzelne Autoren (*Buchmann, Kartagener, Nakasone*) möchten einen *genetischen Zusammenhang zwischen Bronchiektasien* und *Bronchialcarcinom* annehmen, der über den Rahmen der „Epithelregeneration unter der Wirkung abnormer Reize" (*Siegmund*) hinausgeht. Unter Berücksichtigung der Tatsache, daß auf dem Boden entwicklungsgeschichtlicher Fehlbildungen Geschwülste entstehen können — ob allein auf Grund einer den Zellen innewohnenden Fähigkeit zum Tumorwachstum oder erst in Verbindung mit gewissen, besonders entzündlichen Reizen sei dahingestellt —, glaubt besonders *Kartagener*, daß die Kombination von Bronchiektasien und Lungentumoren den Gedanken an eine Fehlbildung auch als Ursache der Bronchiektasie wenigstens in diesen Fällen nahelegen darf. Dazu ist zu bemerken, daß für einen Teil der in der Literatur niedergelegten Beobachtungen (*Buchmann, Nakasone*) keineswegs der Beweis erbracht ist, daß die Bronchiektasien als Folge einer angeborenen Mißbildung der Lunge anzusehen und die in den Bronchialerweiterungen gefundenen Geschwülste aus entwicklungsgeschichtlichen Fehlbildungen entstanden sind. Sollte bei den anderen im Schrifttum mitgeteilten Fällen (*Kerley, Schwyter*) wirklich eine genetische Beziehung im genannten Sinne zwischen Bronchiektasien und Lungentumoren bestehen, dann kann man daraus auf eine nennenswerte Häufigkeit der Entstehung von Bronchiektasien auf Grund einer Mißbildung nicht schließen, da die Zahl dieser Beobachtungen sehr gering ist.

In der überwiegenden Mehrzahl der Kombination von Bronchiektasien und Lungentumoren dürfte die Bronchialerweiterung eine *sekundäre* Erscheinung sein, wie u. a. deutlich aus einer Arbeit von *Ferencny* und *Matolczy* hervorgeht. Die Autoren fanden unter 282 Bronchialcarcinomen in 17% sekundäre Bronchialerweiterungen. Wir konnten unter unseren 211 Bronchiektatikern und den 501 nahen und entfernten Verwandten ein Bronchialcarcinom nicht beobachten. *Kartagener* sah es unter 142 Fällen dreimal.

Tuberkulose.

Wir hatten in den Sippen 14 Angehörige (2,7%), die eine Tuberkulose durchgemacht hatten, davon 12 Patienten eine Lungentuberkulose, je einer eine Kehlkopftuberkulose und eine Knochentuberkulose (Spina ventosa). Hilusdrüsentuberkulosen der Kinder sind hierbei nicht mitgerechnet. Diese Zahlen stimmen mit denen in der Durchschnittsbevölkerung zusammen gut überein.

Bronchiektasien und Erkrankungen der Nase und ihrer Nebenhöhlen.

Auf die Zusammenhänge zwischen der Erkrankung der Bronchien und der Nase ist im Schrifttum schon seit langem hingewiesen worden. *St. Clair Thomsen* beschrieb 1912 eine von einer Sinuitis abhängige Bronchorrhöe, *Rist* (1916) eine chronische Bronchitis auf Grundlage einer Sinuitis. Die erste Mitteilung über ursächliche Zusammenhänge zwischen Bronchiektasien und Sinuitis stammt von *Sergent* (1916). Einige Jahre später hat *Stepp* (1921) „Über Eiterungen der Nebenhöhlen der Nase als Ursache der Erkrankungen der tieferen Luftwege" berichtet und bei dieser Gelegenheit über 2 Fälle von Bronchiektasenkrankheit Mitteilung gemacht, die ursächlich mit den Erkrankungen der Nebenhöhlen in

Zusammenhang stehen sollen. Über das häufige Zusammentreffen von Bronchiektasien und Nasennebenhöhlenerkrankungen ist besonders in den letzten Jahren in der amerikanischen Literatur berichtet worden (*Ballon, R. L. Ebbes, Goodale, Hodge, Singer* und *Graham, Walsh*).

Hodge fand bei 37 Bronchiektatikern in 75% eine Sinuitis. *Walsh* sah sie unter 217 Fällen 145mal. Unter den 150 Bronchiektatikern *Peronis* wurde 45mal, d. h. in 39% eine chronische Sinuitis maxillaris festgestellt. *Kartagener* beobachtete bei 70 Bronchiektatikern 39mal, d. h. in 56%, eine chronische Sinuitis. Wir fanden unter 211 Patienten in 92 Fällen, d. h. in 43,6%, Veränderungen der Nase und ihrer Nebenhöhlen. Die Tatsache des häufigen Zusammentreffens beider Erkrankungen dürfte somit unzweifelhaft sein. Nicht geklärt ist die Frage, ob und in welcher Form zwischen beiden Krankheiten Zusammenhänge' bestehen.

Die überwiegende Mehrzahl der Untersucher (u. a. *Greppi, Hodge, Stepp*) sieht in den Bronchiektasien die *Folge* einer chronischen Sinuitis. Die Entstehung wäre dann so zu denken, daß von den entzündeten Nebenhöhlen aus infektiöses Material in die Bronchien gelangt und dort Ursache einer Bronchitis mit Peribronchitis und anschließender Ektasie wird. Es könnten ferner größere Gewebsbröckel beispielsweise in der Narkose während einer Nasenoperation in die Luftwege gelangen und dort einen Lungenabszeß mit sich anschließender Bronchiektasenbildung hervorrufen (*Toussaint* und *Derscheid*). Auch auf dem Lymphwege sollen Keime aus den Nebenhöhlen verschleppt werden können und dann Ursache einer Entzündung der Bronchialwand werden, die zu deren Schwächung und Ektasie führt (*Jakson, Le Mec, Mullin, Reyder*). Andere Autoren nehmen einen umgekehrten Infektionsweg an. Von den Bronchien aus soll etwa durch Verhusten infektiöses Material in die Nebenhöhlen gelangen und dort eine chronische Entzündung hervorrufen (*Erb*). Die Möglichkeit, daß die Erkrankung der Nasennebenhöhle und die Bronchiektasien durch eine gemeinsame exogene Ursache, etwa eine Grippeinfektion hervorgerufen werden und dann ohne inneren Zusammenhang nebeneinander verlaufen, ist auch denkbar.

Auf eine vierte Möglichkeit haben *Kartagener* und *Ulrich* sowie etwas später *Segre* hingewiesen. Die erstgenannten Autoren möchten das gleichzeitige Vorkommen von Bronchiektasien und Sinuitiden auf eine koordinierte konstitutionell bedingte Entwicklungshemmung an zwei verschiedenen Stellen des Respirationstraktus zurückführen, die für das Haftenbleiben der Entzündung an beiden Orten verantwortlich zu machen ist. *Segre* kommt auf Grund bronchoskopischer Untersuchungen zu dieser Annahme. *Kartagener* und *Ulrich* begründeten ihre Auffassung mit Ergebnissen, die sie bei Untersuchungen über die Größe der Stirnhöhlen bei Bronchiektatikern gewonnen haben. Sie stellten fest, daß bei Bronchiektatikern fehlende oder kleine Stirnhöhlen in einem wesentlich größeren Prozentsatz gefunden werden als bei Gesunden. Man könnte annehmen, daß vornehmlich die Entzündung es ist, die die Entwicklung der Nebenhöhlen hemmt. Diese Auffassung wurde besonders in Anlehnung an die Untersuchungen *Wittmaaks* über die Entwicklung der lufthaltigen Räume des Schläfenbeines auch lange Zeit von den Ohrenärzten angenommen. Durch die Arbeiten von *Albrecht, Barth, Leicher, Richter* und *Schwarz* wissen wir aber, daß erbliche Einflüsse bei der Entwicklung der Nasennebenhöhlen von wesentlicher Bedeutung sind. Nach

Albrecht lassen sich die Pneumatisationsverhältnisse von Paukenhöhle und Warzenfortsatz nicht einfach auf die Nasennebenhöhlen übertragen. *Leicher* kommt auf Grund von Zwillingsuntersuchungen zu der Überzeugung, daß kleine Stirnhöhlen fast immer ihre Ursache in einer Veränderung des Keimplasmas haben. *Barths* Familienuntersuchungen lehren, daß Nebenhöhlenentzündungen in erster Linie auf einer konstitutionellen Basis beruhen und nicht umweltbedingt sind. Die Kleinheit der Stirnhöhlen wird mithin als eine konstitutionell bedingte Erscheinung aufgefaßt. Sie kann als Indicator für eine Entwicklungshemmung im weitesten Sinne im Bereiche der Nase und ihrer Nebenhöhlen gelten.

Wir haben versucht, bei unseren Bronchiektatikern sowie bei ihren nahen und entfernten Verwandten röntgenologisch die Größe der Stirnhöhlen zu bestimmen, wobei wir diese ebenso wie *H. Richter, Kartagener* und *Ulrich* in fehlende, kleine, mittelgroße und große Stirnhöhlen eingeteilt haben, da die genaue Messung der Größe fast unmöglich ist. Für diese Untersuchungen wurden natürlich keine Kinder mit herangezogen, da bei diesen die Entwicklung der Nebenhöhlen nicht abgeschlossen ist. Als Vergleichsaufnahmen wählten wir Bilder von gesunden Menschen, die zumeist wegen Verdacht auf Schädelfraktur angefertigt waren. Bei asymmetrischen Stirnhöhlen wurden die Fälle, bei denen auf der einen Seite keine, auf der anderen kleine Höhlen sich fanden unter kleine Höhlen verzeichnet. Die Kombination von kleinen und mittelgroßen wurde ebenso wie die von mittelgroßen und großen als mittelgroße Höhlen bezeichnet. Wir haben Wert darauf gelegt, möglichst die gleiche Anzahl von Männern und Frauen zu haben, da bei Frauen die kleinen und fehlenden Stirnhöhlen häufiger sind (*H. Richter*). Bei den Gesunden und Bronchiektatikern ließ sich das leicht durchführen. Schwierigkeiten entstanden bei den Verwandten, da hier wegen der relativ geringen Zahl der Fälle überhaupt jede Beobachtung wichtig war. Die Unterschiede sind nicht sehr groß. Bei den nahen als auch den entfernten Verwandten überwiegen etwas die Männer.

	Gesunde 50 Männer 50 Frauen	Bronchiektatiker 50 Männer 50 Frauen	Nahe Verwandte von Bronchiektatikern 41 Männer 31 Frauen	Entfernte Verwandte von Bronchiektatikern 47 Männer 32 Frauen
Keine Stirnhöhlen	5%	16%	12,2%	6,3%
Kleine Stirnhöhlen	16%	30%	27,2%	16,4%
Mittelgroße Stirnhöhlen	53%	43%	45,8%	56,9%
Große Stirnhöhlen	26%	11%	13,9%	20,2%

Aus der Tafel geht hervor, daß fehlende und kleine Stirnhöhlen bei Bronchiektatikern wesentlich häufiger angetroffen werden als bei Gesunden, während die Zahl der großen Höhlen bei Bronchiektatikern deutlich verringert ist. Bei den nahen Verwandten finden sich ähnliche Verhältnisse wie bei den Kranken, während sich die Zahlen bei den entfernten Verwandten mehr den bei Normalfällen gefundenen nähern. Die Tatsache, daß bei beiden Verwandtengruppen die Zahl der Männer etwas überwiegt, kann nicht Grund für die Verschiedenheit sein. Sie würde aus den oben dargelegten Gründen eher das Gegenteil bewirken.

Andere Krankheiten, Mißbildungen und Konstitutionsanomalien.

Bei unseren Bronchiektatikern finden sich unter anderen Krankheiten *Störungen der Drüsen mit innerer Sekretion*, nämlich 3mal (1,4%), eine *Thyreotoxikose* je 1mal (0,4%), ein *Diabetes mellitus* und ein *Addison* auf tuberkulöser Grundlage, eine *endokrine* bedingte *Fettsucht* 4mal (1,8%). Die Häufigkeit dieser Krankheiten in der nahen und entfernten Verwandtschaft zeigt keine wesentlich andere Verteilung als wie sie bei den Bronchiektatikern selbst gefunden wurde. Es soll deshalb auf Einzelheiten nicht näher eingegangen werden. Bei den Frauen fanden wir weitere *Veränderungen der Menstruation*, gewöhnlich im Sinne einer *Unterfunktion* in 8,9%. Verglichen mit den bei den Verwandten gefundenen Verhältnissen (2%) erscheint dieser Wert erhöht. Wir können an Hand unseres Krankengutes nicht entscheiden, ob diese Unterfunktion primär oder sekundär als Folge der Erkrankung zu betrachten ist.

Im Schrifttum ist gelegentlich auf die Kombination von Insuffiziens der Drüsen mit innerer Sekretion und Bronchiektasien hingewiesen. *Oechsli* und *Miles* beschrieben einen Fall von Hypopituitarismus mit Dystrophia adiposogenitalis, Diabetes insipidus, Hypothreose und Hypoplasie der Nebenschilddrüse. Außerdem bestand eine fetale Lappung der Nieren. *Mazzei* sah das Zusammentreffen von Hypothyreose und Bronchiektasien. Auch die von *Rist* und *Soules* bei 2 Fällen beobachtete Kombination von Infantilismus, später Menarche und Entwicklungshemmung der Brustdrüsen auf der Seite der erkrankten Lunge, gehört hierhin. Eine Hypoplasie der männlichen Genitale wurde von *Chilaiditi* bei einem Bronchiektatiker gesehen. Aus diesen Beobachtungen geht nicht hervor, daß das Zusammentreffen von Bronchiektasien und innersekretorischen Störungen mehr als ein zufälliges ist.

Zeichen *psychischer Abwegigkeit* haben wir bei den Kranken nicht selten gefunden. Unter unseren 21 Kindern war ein schwerer Psychopath, 2 Kinder besuchten die Hilfsschule. Unter den Erwachsenen befand sich ein Morphinist, eine Schizophrene und 2 schwere Psychopathen. Bei unseren Familienuntersuchungen fanden wir unter den nahen Verwandten 4mal hilfsschulbedürftige Kinder, 2mal Debile und 5 Psychopathen. Bei den entfernten Verwandten wurde je 1mal Hilfsschulbedürftigkeit und schwere Psychopathie festgestellt. Zwei von unseren Patienten stotterten.

Im Schrifttum finden sich gelegentlich Hinweise auf geistige Minderwertigkeit bei Bronchiektatikern. So teilt *Vogt* mit, daß er unter 25 Kindern je 1mal eine schwere Neuropathie und Imbezillität und 3mal geistige Minderwertigkeit beobachtet habe. *Duken* und *von den Steinen* sahen ebenfalls, daß Idiotis, Imbezillität und Hilfsschulbedürftigkeit bei ihren Kindern nicht selten sind. Unter den 142 Kranken *Kartageners* war je 1mal eine Schizophrenie Idiotie, schwere Psychopathie und *Feer*sche Krankheit. Wenn auch die bisher gesammelten Beobachtungen zahlenmäßig zu gering sind, um rechnerisch einen Zusammenhang zwischen Bronchiektasienkrankheit und geistiger Minderwertigkeit sicherzustellen, so dürften doch die mitgeteilten Beobachtungen eine solche Kombination wahrscheinlich machen.

Von *neurologischen Störungen* sahen wir 1 mal eine *Pupillotonie* mit *Fehlen von Sehnenreflexen* bei negativer WaR. im Blut und Liquor (*Adiesches Syndrom*). Viermal wurde ein *Strabismus convergens* festgestellt. Es ist bekannt, daß der Strabismus besonders in *neuropathischen Familien* eine große Rolle spielt und zum Teil auf *polymere Erbanlage* zurückgeführt werden muß (*Curtius*). Ein 8jähriges Kind mit Bronchiektasien hatte einen starken *horizontalen Nystagmus*, der von den Eltern schon sehr früh bemerkt wurde. Es war unmöglich, eine sichere Ursache für diesen Nastagmus zu finden. Ob noch bei weiteren Sippenangehörigen dieselbe Erscheinung bestand, war nicht festzustellen. Eine Heterochromie der Iris sahen wir einmal bei einem jungen Mann, dessen Mutter ebenfalls diese Anomalie in Verbindung mit Bronchiektasien hatte. Einer unserer Kranken hatte eine traumatische Epilepsie. Bei den Familienuntersuchungen sahen wir eine Sippe mit sehr frühzeitig einsetzender, offenbar dominant vererbter Paralysis agitans, bei der das Zittern der Hände ganz im Vordergrund stand. Die Kombination von Paralysis agitans und Bronchiektasie wurde in dieser Sippe einmal beobachtet.

In der Literatur finden wir bei *A. Bauer* die Kombination von Bronchiektasien und Epilepsie mitgeteilt. *Duken* und *von den Steinen* haben einen Fall von spinaler Muskelatrophie und Bronchiektasien beobachtet. In einer anderen Familie sahen dieselben Autoren 2 Brüder an einer spinalen Muskeldystrophie sterben, deren Schwester Bronchiektasien hatte. Die Beobachtung *Landes* betraf eine Kombination von zentraler Facialisparese, Aplasie der Bauchmuskulatur, kongenitalem Herzfehler und Bronchialerweiterung. *Kartagener* fand unter seinen Patienten je 1 mal eine Heterochromie der Iris und eine Rotgrünblindheit.

Von *Anomalien* des *Skeletsystems* sahen wir 3mal, d. h. in 1,8% einen Turmschädel. Die Häufigkeit dieser Anomalie beträgt in der Durchschnittsbevölkerung nach *Günther* sicher nicht mehr als 0,1%. Unter unseren Patienten ist sie 18mal häufiger anzutreffen. Einer von diesen Patienten hatte auch einen *hämolytischen Ikterus*, während zur Zeit der Untersuchung bei den beiden anderen eine sichere Veränderung des Blutes nicht nachzuweisen war. *M. Freund*, sowie *Cattala*, *Arnimgaet* und *Gouyen* sahen den hämolytischen Ikterus in Verbindung mit Bronchiektasien bei Kindern.

Halsrippen beobachteten wir 4mal, d. h. in 1,7%. Um uns ein Bild über die Häufigkeit dieser Anomalie in der Durchschnittsbevölkerung zu machen, durchmusterten wir die Röntgenaufnahmen von 2500 Gesunden und fanden unter diesen 7mal, d. h. in 0,24% eine Halsrippe. Um zu sehen, ob vielleicht zwischen Gesunden und Lungentuberkulösen ein Unterschied in der Häufigkeit mit den Halsrippen besteht, sahen wir noch 2000 Filme von diesen Kranken durch und stellten 5mal, d. h. in 0,25% eine Halsrippe fest. Es besteht also gegenüber den Gesunden kein Unterschied. Die gelegentlich gemachten Angaben (*D'Agastino*), daß Patienten mit Halsrippen für Tuberkulose anfälliger seien, konnten wir an unserem Krankengut nicht bestätigen. Der Unterschied aber zwischen der Zahl der Halsrippen bei Gesunden und Bronchiektatikern ist zu groß, als daß er lediglich durch Zufall bedingt sein könnte.

Außer den Halsrippen haben wir noch *andere Rippenanomalien* unsere Aufmerksamkeit gewidmet. Im Schrifttum finden diese gelegentlich unter der

Bezeichnung *Srb*sche *Anomalie* oder *Luschka*sche *Gabelung* Erwähnung. Bei der von *Srb* beschriebenen Veränderung handelt es sich um eine Knochenbildung zwischen den sternalen Enden der 1. und 2. Rippe. Die *Luschka*sche *Deformität* besteht in einer Gabelbildung an den ventralen Enden der Rippen. Es ist unwahrscheinlich, daß die beiden Arten selbständige Typen sind. Wir finden gelegentlich bei demselben Individuum beide Veränderungen. Häufig sind auch noch andere, weniger in die Augen fallende Rippenanomalien festzustellen. Diese Übergänge zwischen den einzelnen Formen weisen auf einen nahen genetischen Zusammenhang hin.

Unter 2000 Gesunden konnten wir 29mal, d. h. in 1,4% Rippenanomalien feststellen. Im Schrifttum ist eine Häufigkeit von 2—3% angegeben. *Andersen* berechnet sie mit 3%, *Schedtler* auf Grund von 1000 Untersuchungen mit 2% und *St. Simon* mit 2,7%. Unsere Werte liegen etwas niedriger. Bei 2000 Tuberkulösen fanden wir Rippenmißbildungen 38mal, d. h. in 1,9%. Ein wesentlicher Unterschied in der Häufigkeit dieser Anomalie zwischen Gesunden und Tuberkulösen ist nicht festzustellen. Eindeutig besteht dieser aber zwischen Gesunden und Bronchiektatikern. Unter 211 Patienten fanden wir 19mal, d. h. in 9,0% Rippenanomalien, also fast 7mal häufiger als bei Gesunden. Je 1mal sahen wir eine *Entwicklungshemmung* mehrerer *Fingerknochen, cartilaginäre Exostosen, Spina bifida lumbalis* und *angeborene Hüftgelenksluxation.*

Kerley sah einmal eine *Osteogenesis imperfecta* bei Bronchiektasien. Eine Patientin *Kartageners* mit generalisierten Bronchialerweiterungen hatte *multiple cartilaginäre Exostosen*. Ein *Os Inkae* wurde von *Schwyter* bei einem 5 Monate alten Kinde beobachtet. *Edel* teilte die Kombination von Bronchiektasien und angeborenen Klumpfuß mit. *Sosnovik* fand bei jugendlichen Bronchiektatikern mehrfache und schwer heilende traumatische Verletzungen (Verrenkungen, Verstauchungen, Frakturen), die er auf eine angeborene Minderwertigkeit des Gewebes zurückführen möchte. Wir können diese Beobachtungen nicht bestätigen. Hier seien auch unsere Untersuchungen über das Vorkommen des *Lobus venae azygos* bei Bronchiektatikern mitgeteilt.

Die Beobachtung, daß unter 211 Thoraxaufnahmen von Patienten mit Bronchiektasien 6mal, d. h. in 2,8% ein Lobus venae azygos zur Beobachtung kam, veranlaßte uns, nachzusehen, ob diese von *Wrisberg* erstmals beschriebene, bei Vierfüßlern regelmäßig vorkommende Bildungsvarietät überdurchschnittlich gehäuft bei Bronchiektatikern angetroffen wird. An Hand von 2700 Röntgenbildern gesunder Menschen haben wir versucht, uns über die Häufigkeit des Lobus venae azygos in die Durchschnittsbevölkerung ein Bild zu machen. Unter unseren Aufnahmen war insgesamt 11mal, d. h. in 0,42% ein Azygoslappen, und zwar 10mal rechts und 1mal links festzustellen. 6 Beobachtungen betrafen Männer, die übrigen 5 Frauen. Unter 2000 Röntgenaufnahmen von Patienten mit Lungentuberkulose wurde 9mal, d. h. in 0,45% ein Azygoslappen gefunden, der in 4 Fällen Sitz tuberkulöser Veränderungen war. Es besteht also kein Unterschied in der Häufigkeit des Azygoslappens zwischen Gesunden und Kranken mit Lungentuberkulose. Aus dem Schrifttum haben wir vornehmlich aus den Arbeiten von *Cespallani, Crosetti, Fanano, Gianturgo, Hjelm* und *Hulten, Litten, Lovisatti, Mather* und *Coope, Montes Velarde* und *Zawadowski* 123 Fälle von Azygoslappen unter rund 30000

Röntgenaufnahmen des Thorax gefunden. Es ergibt das ein Verhältnis von 0,41 zu Hundert und stimmt mit dem von uns festgestellten gut überein. Vergleichen wir die Zahl der beobachteten Acygoslappen bei Gesunden mit der bei Bronchiektatikern, so ergibt sich ein rund 7mal häufigeres Vorkommen dieser Anomalie bei den letztgenannten.

Die Ursachen, die zu der abnormen Lappenbildung führen, sind unbekannt. Ein familiär gehäuftes Vorkommen vermochten wir nicht festzustellen. Von *Lamarque* und *Betoulière* wurde die Ansicht geäußert, daß die Anomalie vererbbar sei. *Fanano* sah einen Acygoslappen bei 2 Schwestern. *Loben* konnte ihn bei Bruder und Schwester feststellen. *Daan* beobachtete die Anomalie bei 3 Fällen in einer Familie, nämlich bei einem Kinde und dessen Mutter und bei einem Bruder der Mutter. *Underwood* und *Tattersall* sahen den Acygoslappen ebenfalls bei mehreren Mitgliedern derselben Familie. Genaueres über diese Beobachtung kann ich aber nicht mitteilen, da mir die Arbeit nur im Referat zugänglich war, das Einzelheiten nicht enthielt.

Diese Beobachtungen dürften nicht ausreichen, um von einer Vererbung sprechen zu können, wenn sie auch den Gedanken an einen solchen Vorgang nahelegen. Ein Zusammentreffen von Acygoslappen mit anderen Mißbildungen wurde mehrfach beschrieben. *Zawadowski* sah die Kombination mit einer Spina bifida cervicalis, *Lebourdellès* und *Jalet* berichten über eine solche Spina bifida sacralis. Das gleichzeitige Bestehen von anderen Lappenanomalien in der Lunge beschrieben *d'Allen Carière*, *Dévé*, *Diaz*, *d'Hour*, *Hermandez*, *Montes Velarde* (Lob. inf. dext. dreilappige linke Lunge), *Thomas* und *Huiez*, *Spérino*, sowie *Nicolle*, dessen Patient außerdem eine Hasenscharte hatte. Bei unseren Patienten mit Lobus venae acygos sahen wir je 1mal das Zusammentreffen mit einer *Heterochromie* der *Iris*, einen deutlich abgesetzten *Lobus inf. acc.*, eine *Nebenlunge*, *gespaltenen Schwertfortsatz* und eine *angeborene Trichterbrust*. Die Bildung einer echten Nebenlunge sahen wir bei Bronchiektatikern einmal. Erkrankungen der Ohren sahen wir bei unseren Bronchiektatikern mehrere Male. Einmal wurde eine *Otosklerose* festgestellt. Eine zweite Beobachtung betraf eine Sippe, in der *labyrinthäre Schwerhörigkeit* und *Bronchiektasien* mehrfach kombiniert zur Beobachtung kamen.

Kartagener fand unter seinen 142 Bronchiektatikern 2mal labyrinthäre Schwerhörigkeit und einmal hereditäre Taubheit. *Jachia* sah bei einem 14jährigen Knaben Bronchiektasien im rechten Unterlappen mit Mißbildung der rechten Ohrmuschel und Atresie des rechten Gehörganges.

Ein kongenitaler Herzfehler in Verbindung mit Bronchiektasien ist von mir einmal gesehen worden. Die Kombination wurde mehrfach beschrieben, so von *Kastagener*, *Kerley*, *Landé*, *Anspach* und *Wolman*. *Chilaiditi* beschreibt eine Hypoplasie der Genitalien und Hypospadie, die vergesellschaftet war mit Atresia ani, Verkürzung des linken Armes und Verkümmerung des linken Daumens, Ossifikationshemmung, Scaphocephalie und einseitiger Hühnerbrust. *Glaum* sah bei einem Bronchiektatiker mit fehlenden Stirnhöhlen ebenfalls eine Hypoplasie der Genitalien. Im Hinblick auf die Ausführungen *Bards* über die idiopathische Dilatation der glandulären und cavitären Organe wurde im Schrifttum den Fällen Beachtung geschenkt, bei denen gleichzeitige Bronchiektasie mit

Dilatation anderer Organe anzutreffen war. Nach *Bard* soll die gemeinsame Grundlage für die Entstehung von Bronchiektasien, Megacolon, Megaoesophagus, Hydronephrose, Hydrocephalus, Syringomyelie eine angeborene Schwäche der Wandung („défaut original") sein, derzufolge schon der auf dem Organ lastende physiologische Druck eine Erweiterung bewirken kann.

Unter unseren Patienten befand sich ein 23jähriges Mädchen, bei dem die Bronchographie neben zylindrischen Bronchiektasien in den Unterlappen eine weit über das normale Maß hinausgehende Vergrößerung beider *Morgagnischer Taschen* aufdeckte. Bei 2 Männern mit zylindrischen Bronchiektasien in den Unterlappen fanden sich ein Megacolon und Polyposis recti bzw. eine Diverticulitis. *Rist* und *Soulas* beschrieben Bronchiektasien und Megacolon bei einem 23jährigen Mann. Eine gleiche Beobachtung teilte *Nolte* mit, der die Frage aufwirft, ob diese Veränderung nicht ihre gemeinsame Ursache in einer angeborenen Schwäche des elastischen Systems haben könnte. *Mekel*sche Divertikel sah *Schwyter* bei Bronchiektatikern. *Jaeger* sah multiple *Graser*sche Divertikel.

Von anderen Mißbildungen des Magen-Darmkanals wurde von *Schwyter* eine 45 cm lange, blind endigende Verdoppelung der Dünndarmlichtung bis ins obere Ileum gesehen. *Mißbildungen* des *Harnapparates* sahen *Jaeger*, *Kartagener* und *Schwyter* (Nierencysten bzw. Cystennieren). Eine *Hydronephrose* beschrieb *Jaeger*. *Hypernephrome* erwähnen *Jaeger* und *Hueter*. *Nakasone* beobachtete die Kombination von *Bronchiektasien* mit *Verdoppelung* des rechten *Ureters* und des rechten *Nierenbeckens*. Bei *Jaeger* und *Schwyter* ist das Zusammentreffen mit *Ovarialcysten* erwähnt. Die Kombination von *Bronchiektasien* und *Pankreascysten* bei 2 Kindern, die klinisch das Krankheitsbild des *Herter*schen Infantilismus boten, beschreibt *Knauer*. Wir konnten bei unseren Patienten, sowie bei den nahen und entfernten Verwandten Cystenbildungen nicht feststellen. Über diese Dinge wird man zuverlässige Mitteilungen im wesentlichen auch nur von pathologisch-anatomischen Untersuchungen erwarten dürfen. Eine von unseren Patientinnen hatte rechtsseitige Bronchiektasien mit *angeborenem Pectoralisdefekt*, *Rippenanomalien* und *unterentwickelter Brustdrüse* rechts. An den Extremitäten waren Anomalien nicht festzustellen. Heredität bestand, soweit wir aus der Anamnese erfahren konnten, nicht. Einmal sahen wir linksseitig bei einem 15jährigen Bronchiektatiker eine *Relaxatio diaphragmatica*. Das Zusammentreffen von *Bronchiektasien* mit *Situs viscerum inversus* bedarf einer besonderen Besprechung.

Über die Einzelheiten, die zur Ausbildung dieser Lageanomalie führen, sind wir nicht genau unterrichtet. Ihre Entstehung hängt eng zusammen mit der Frage der Asymmetrie. Es würde über den Rahmen der Arbeit hinausgehen, wenn wir auf dieses schwierige Problem an dieser Stelle näher eingingen. Für unsere Fragestellung ist von Bedeutung, daß wir beim Situs inversus in einer überdurchschnittlichen Häufigkeit eine Kombination mit anderen Mißbildungen finden. So sind *Relaxatio diaphragmatis*, *Hemihypertrophie* einer Gesichtshälfte, *Skeletanomalien* u. a. m. zur Beobachtung gekommen. Daß auch Bronchiektasien häufig beim Situs inversus gefunden werden, dürfte in diesem Zusammenhang ein besonderes Licht auf die Entstehungsursache der letzteren werfen.

Sievert beschrieb 1904 als erster das Zusammentreffen von Bronchiektasien mit Situs inversus und wies auf die mögliche Bedeutung hin, die diese Kombination im gegebenen Fall für die Pathogenese der Bronchialerweiterungen habe. Er schreibt: „Wenn man nun die angeborene Bronchiektasie als einen Entwicklungsfehler betrachtet, so haben wir in unserem Falle ein zweites Moment, welches diese Ansicht gewissermaßen bestätigt, nämlich der Umstand, daß der Patient noch einen anderen Entwicklungsfehler, nämlich Situs viscerum inversus aufweist." In den späteren Veröffentlichungen von einem Zusammentreffen von Bronchiektasien mit Situs inv. visc. durch *Assmann, Guenther* und *Oeri* ist auf die mögliche Bedeutung dieser Kombination nicht hingewiesen. Erst *Kartagener* machte wieder darauf aufmerksam, als er im Jahre 1933 4 Fälle von Situs viscerum inversus, die mit Bronchiektasie vergesellschaftet waren, veröffentlichte. Gemeinsam mit *Horlacher* konnte er diesen Fällen 1935 noch 7 weitere hinzufügen. Angeregt durch diese Beobachtungen erschienen dann auch von anderen Untersuchern einschlägige Mitteilungen, so von *Aguilar, Nijensohn* und *Guaglianone, Behrmann, Churchill, Graham, Glaum, Kautsky, Klopstock* und *Pagor, Neumann, Nüssel* und *Helbach, Wernli-Haessig*. *Jereslav Jeman* beobachtete eine Situs viscerum inversus bei der Mutter und Bronchiektasien beim Sohne, der außerdem noch eine chronische Entzündung der Ethmoidalzellen hatte. Der hochintelligente Vater des Kindes hatte einen *Turmschädel*.

Ich selbst sah unter 211 Bronchiektatikern einmal einen Situs visc. inv. tot. und einmal eine *angeborene isolierte Dextrokardie* bzw. unter 4 Fällen von Situs inversus 2mal die Kombination mit Bronchiektasien. Der Situs viscerum inversus totalis wurde bei einem jetzt 18 Jhre alten Mädchen entdeckt, bei dem röntgenologisch Bronchiektasien im linken Mittelfeld zur Beobachtung gekommen waren, die seit dem 12. Lebensjahre klinische Erscheinungen machten. Das Kind hatte die Hilfsschule besucht und im Schulalter Masern, Scharlach und Keuchhusten durchgemacht. Als weitere degenerative Stigmata bestanden ein *flaches Hinterhaupt, kleine Ohrläppchen* und *überstreckbare Gelenke*. Außerdem hatte das Kind einen serösen Schnupfen. Über die Familie konnte ich leider Näheres nicht in Erfahrung bringen.

Die zweite Beobachtung betraf einen 8 Jahre alten Jungen R. H., der in seinem 2. Lebensjahr Masern und Keuchhusten durchgemacht hatte und 1935 wegen einer Bronchopneumonie im rechten Unterlappen in der Kinderklinik stationär behandelt wurde. Seit seinem 4. Lebensjahre — vor der Bronchopneumonie — hustet der Junge. Röntgenologisch finden sich in beiden Unterfeldern eine vermehrte wabig-streifige Zeichnung. Die Herzspitze liegt rechts. Die Magenblase links. Im Ekg. ist Qu II und Qu III sehr groß. Der Auswurf ist auch im Kulturverfahren frei von Tuberkelbacillen. Bei häufiger Untersuchung innerhalb der letzten 2 Jahre ist immer über den Unterfeldern ein deutlicher Katarrh festzustellen. Außer den Bronchiektasien hat der Junge noch eine eitrige Rhinitis mit Beteiligung der Kieferhöhlen. Röntgenologisch konnten Stirnhöhlen nicht nachgewiesen werden. Der Knabe ist Bettnässer. Im Alter von 2 Jahren wurde er wegen eines *doppelseitigen Leistenbruches* operiert. Außerdem hat er noch eine *Phimose*. Die Mutter leidet seit ihrem 14. Lebensjahre an sackförmigen Bronchiektasien in der linken Lunge.

Ist nun das Zusammentreffen von Bronchiektasien mit Situs inversus viscerum ein Zufälliges? Um das entscheiden zu können, muß man sich über die Häufigkeit beider Erkrankungen unter unseren klinischen Aufnahmen klar werden. *Frank* fand in Hamburg unter rund 30000 Sektionen 501 mal Bronchiektasien, das wären 1,5%. *Neumann* sah in Wien unter 1563 Zugängen in einem Jahr 16 Bronchiektatiker, und zwar 8 Männer und 8 Frauen. Das wären 1,02%. Unsere Prozentzahlen in Frankfurt liegen niedriger. Unter einer großen Zahl poliklinischer Kranken (rund 10000) wurden in 0,6% Bronchiektasien festgestellt, die Erscheinungen machten.

Guenther gibt an, daß in Zürich auf 7000 Krankenhauszugänge 0—3 Situs inversus entfallen und 10—40 Fälle von Bronchiektasie. In Frankfurt fanden wir unter rund 20000 Krankenhauszugängen 1mal einen Situs inversus und 109 Fälle von Bronchiektasie. Bezeichnet man, wie in der Wahrscheinlichkeitsrechnung üblich, mit 1 die absolute Sicherheit, so hätten wir für den Situs inversus einen Wahrscheinlichkeitskoeffizienten von der Größenordnung 10^{-4}, für die Bronchiektasien einen von 10^{-2}. Es entfiele also auf 10000 Kranke einer mit Situs inversus, auf 100 einer mit Bronchiektasien. Diese Zahlen sind absichtlich sehr hochgegriffen. Für das Zusammentreffen beider nach der einen Wahrscheinlichkeit ohne inneren Zusammenhang ergibt sich dann ein Wahrscheinlichkeitskoeffizient von der Größenordnung $10^{-4} \cdot 10^{-2} = 10^{-6}$, d. h. bei 1000000 Krankenzugängen ist einmal mit dem Zusammentreffen eines Situs inversus mit Bronchiektasien zu rechnen. Wenn nun *Horlacher* unter 30 Fällen von Situs inversus 7mal, *Kautsky* unter 4 Fällen 1mal, *Neumann* unter 5 Fällen 3mal und ich unter 4 Fällen 2mal die Kombination mit Bronchiektasien treffen, dann kann man mit Sicherheit sagen, daß es sich hier nicht um ein Spiel des Zufalls, sondern um einen inneren Zusammenhang handeln muß.

Gesamtbild der eigenen Ergebnisse.

Versuchen wir die verschiedenen Einzelergebnisse zu einem Gesamtbild zu vereinigen, so erscheint als wichtigste, erstmals getroffene Feststellung die, daß in den Sippen der Bronchiektatiker die Krankheit 14mal häufiger auftritt als in der Durchschnittsbevölkerung. Diese Beobachtung und die Tatsache, daß bei den bisher bekannten 5 eineiigen Zwillingen mit Bronchiektasien immer beide Paarlinge, und bei 3 zweieiigen Paarlingen immer nur der eine erkrankt waren, lassen es als sicher erscheinen, daß zumindest einige Fälle von primären Bronchiektasien erbbedingt sind.

Als auffallende Erscheinung muß ferner die Tatsache bewertet werden, daß bei den nahen Verwandten der Bronchiektatiker eine Häufung von entzündlichen Erkrankungen der Nase, ihrer Nebenhöhlen und der Bronchialschleimhaut festgestellt werden konnte, während bei den entfernten Verwandten ein Unterschied in der Erkrankungshäufigkeit an den genannten Leiden, verglichen mit der Häufigkeit bei der Durchschnittsbevölkerung, nicht angetroffen wurde. Dasselbe gilt für die Lungenentzündungen. Bei Bronchiektatikern und ihren nahen Verwandten findet sich wesentlich häufiger als bei den entfernten Verwandten und der Durchschnittsbevölkerung ein Fehlen oder eine abnorme Kleinheit der Stirnhöhlen. Diese Erscheinung ist konstitutionell bedingt. Es ist möglich, daß sie der Indicator für eine Unterentwicklung des ganzen respiratorischen Systems ist, das deshalb auch für alle Infektionen anfälliger ist. Ohne Zweifel finden sich bei den Bronchiektatikern und ihren Familien *multiple Abartungen*, worunter eine überdurchschnittliche Häufung von Anomalien und Bildungsfehlern verstanden werden soll, die morphologisch, topographisch und entwicklungsgeschichtlich ganz heterogen anmuten, durch ihr überzufälliges Zusammentreffen aber auf eine gemeinsame Entstehungsbedingung irgendwelcher Art hinweisen. Es ist heute noch unmöglich, auch nur mit einiger Wahrscheinlichkeit über die gemeinsame Ursache etwas auszusagen, denn der vom Merkmal ausgehenden und auf Feststellung *Mendel*scher Gesetzmäßigkeit abzielenden Vererbungsforschung sind hier enge Grenzen gezogen, da die häufig sporadisch auftretenden Zustandsbilder mit ihrer stark wechselnden Zusammenstellung der Einzelsymptome von vornherein eine direkte und unabänderliche Beziehung zwischen Erbanlage und phänotypischer Manifestationsform unwahrscheinlich machen. Es ist möglich, daß die Entwicklungsphysiologie, die den Ablauf der Entwicklung verfolgt und feststellt, auf welche Weise Erbanlage und Umwelt als bestimmende Kräftegruppen zur Gestaltung phänotypischer Merkmale führen, hier in der Zukunft weitere Aufklärung bringen kann.

Theorien der Pathogenese.

Um zu erkennen, in welcher Weise sich vielleicht die erblichen Grundlagen der Bronchiektasenkrankheit auswirken, ist es nötig, sich mit den verschiedenen *Theorien der Pathogenese* auseinanderzusetzen. Dabei erscheint es zweckmäßig, zunächst die Frage zu klären, inwieweit angeborene Mißbildungen des Bronchialbaumes die Grundlage für das spätere Bild der Bronchiektasien abgeben.

Bei den in Rede stehenden Veränderungen handelt es sich um Bildungen, die im Schrifttum als *Sacklunge, Wabenlunge, blasige* oder *cystische Entartung, angeborene Bronchiektasie* oder *Lungencysten, état lacunaire* usw. bezeichnet werden und die *Bartholinus* zuerst beschrieben hat. *Grawitz* führte für diese Erscheinungen die Bezeichnung *angeborene Bronchiektasie* ein und teilt diese Bronchialerweiterungen auf Grund von 8 Beobachtungen in 2 Formenreihen: in die *Bronchiektasis universalis* und die *Bronchiektasis teleangiektatica*. Die Bronchiektasis universalis definiert er als eine ,,allgemeine, kongenitale, durch hydropische Ansammlung bedingte, gleichmäßige Erweiterung des Bronchialbaumes in allen seinen Verzweigungen, so daß eine mittlere Hauptcyste entsteht, in welche seitlich Nebencysten einmünden ,,und in die Bronchiektasis teleangiektatica als eine partielle umschriebene blasige Erweiterung abgeschlossener oder mit den übrigen Bronchien in offener Verbindung stehender Bronchialabschnitte." Bei dem Studium seiner Fälle muß man zu der Überzeugung kommen, daß die von *Grawitz* aufgestellten Gruppen rein morphologisch betrachtet wohl die Grundform darstellen, unter der Lungencysten zur Beobachtung kommen, daß aber die von dem Autor angeführten Befunde keineswegs genügen, um eine so bestimmte Deutung über die Entstehung der Cysten zu rechtfertigen. Den Nachweis der bronchiektatischen Natur aller dieser Cysten glaubten *Grawitz* und später auch andere Autoren (*Arnheim*) dadurch erbracht zu haben, daß sie als Auskleidung der Cysten mikroskopisch Flimmerepithel und in ihrer Wand große, stark wuchernde Knorpelplatten, elastische und Muskelfasern feststellten. Wir vermögen uns dieser Auffassung aus den nachstehenden Gründen, wenigstens nicht in allen Fällen, anzuschließen.

Man sollte bei einer durch Dehnung entstandenen Ektasie eine Wandatrophie erwarten. Die vorliegenden Untersuchungen lassen aber im Gegenteil einen Reichtum an Bindegewebe und Blutgefäßen erkennen. Sodann spricht eine Beobachtung *Kesslers* sehr dafür, daß wir es wenigstens bei einem Teil der Lungencysten *nicht* mit einer *Bronchiektasie*, sondern mit einer *parenchymatösen Degeneration* zu tun haben. Der Autor fand nämlich bei einem 5—6 Monate alten Fetus völlig entwickelte Lungencysten. Da aber um diese Zeit der Bronchialbaum seine Entwicklung erst abgeschlossen hat, muß die Ursache der Entwicklungsstörung vor Beendigung der Bronchienbildung eingesetzt und zur Entstehung von Cysten geführt haben, deren Aufbau sich aus den vorgefundenen Geweben ergibt, die natürlich auch Material des Bronchialbaumes enthalten. Es dürfte aus diesen Überlegungen hervorgehen, daß wir nicht — wie es fast immer geschieht — jede angeborene Cystenlunge als kongenitale Bronchiektasie bezeichnen sollten.

Diese Forderung ist aber erst recht dann zu erheben, wenn die Cystenbildung in der Lunge nur röntgenologisch und nicht auch pathologisch-anatomisch untersucht wurde. Bekanntlich können im extrauterinen Leben eine große Zahl von erworbenen Lungenkrankheiten zur Cystenbildung Veranlassung geben. Die Entstehungsursache dieser Cysten ist aber später auch bei guter klinischer und röntgenologischer Untersuchung kaum mehr sicher festzustellen. Leider ist aber im klinischen und röntgenologischen Schrifttum die Neigung sehr verbreitet, Lungencysten ohne weiteres als angeborene Veränderungen zu betrachten.

Von wirklich angeborenen Bronchiektasien können wir dann sprechen, wenn das Fehlen einer normalen Entwicklung der Alveolen die Veranlassung zu einer Ausweitung der Bronchien gegeben hat. Solche Fälle werden als *agenetische Bronchiektasie* bezeichnet. Sie kommen *selten* zur Beobachtung (*Scheidegger*). Möglicherweise gehören in diese Gruppe die von *Heller* 1885 beschriebenen Bronchiektasien, die ihre Ursache in einer fetalen Atelektase haben sollen. Die Diagnose „*fetale Atelektase*" scheint mir nämlich in den mitgeteilten Fällen wenig gesichert. Sie stützt sich auf das Fehlen von Lungengeweben. Der Nachweis aber, daß dieses angelegt war, sich nur nicht entfaltet hat, ist keineswegs erbracht. Es ist natürlich auch möglich, daß eine intrapulmonale *Störung* der Bronchusbildung Anlaß zu einer angeborenen Bronchiektasie wird.

Über die *Häufigkeit* der sicher angeborenen Bronchiektasien herrscht bei den pathologischen Anatomen und den Kinderärzten Übereinstimmung. Sie wird allgemein als *gering* bezeichnet. Dieser Auffassung müssen wir uns anschließen. Unter unseren 211 Patienten fanden wir 2 mal, d. h. in 0,9%, angeborene Veränderungen, die als Ursache des klinischen Bildes der Bronchiektasie anzusprechen waren. Es erscheint unter diesen Umständen befremdend, wenn von nicht wenigen Klinikern die Zahl der angeborenen Bronchiektasien als wesentlich größer angesehen wird. Diese Autoren sehen vor allem in der *Vorgeschichte* ihrer Patienten eine Stütze für ihre Anschauungen. Die Beobachtung, daß „man bei ihnen

(d. h. den Patienten mit angeborenen Bronchiektasien) zunächst durch sorgfältige Anamnese so gut wie immer erfährt, daß nicht Pneumonie, Grippe, Pleuritis oder irgendeine andere derartige Erkrankung Ausgangspunkt der Bronchiektasie ist, sondern daß seit frühester Kindheit immer wieder ohne besondere Veranlassung katarrhalische Zustände in den Lungen sich abgespielt haben" (*Sauerbruch*), wird von diesen Untersuchern (*Bard, Edel, Krampf, Sauerbruch*) als bezeichnend hervorgehoben. Wir sind auf Grund unserer Erfahrungen *nicht* zu der Überzeugung gekommen, daß der Vorgeschichte eine wesentliche Bedeutung bei der Klärung der Frage angeboren oder erworben zukommt. Die Aussagen erwachsener Patienten über ihre in frühester Jugend durchgemachten Erkrankungen sind aus naheliegenden Gründen in der Mehrzahl der Fälle nicht zu verwerten. Aber selbst die Eltern sind oft nicht in der Lage, eine verläßliche Auskunft über die Krankheiten auch ihrer jüngeren Kinder zu geben. Erwähnt sei noch, daß bei unseren eigenen Patienten mit sicher angeborenen Bronchiektasien die ersten klinischen Erscheinungen *mit 10 bzw. 16 Jahren akut* in Erscheinung traten, wie wir durch die Angaben des Hausarztes und durch die Aufzeichnungen in mehreren Krankenblättern aus verschiedenen Jahren sicherstellen konnten. Auch die Kombination von Bronchiektasien mit angeborenen Mißbildungen dürfte *im Einzelfall* nicht für die kongenitale Natur auch der Bronchiektasien beweisend sein, wie im Schrifttum oft angenommen wird.

Über die *Ursachen* der angeborenen Bronchiektasien wissen wir nichts Sicheres. Der Nachweis, daß *intrauterine Erkrankungen* (*Lues*) für die Entstehung der Veränderungen verantwortlich zu machen sind, ist ebensowenig erbracht, wie der, daß es sich bei dieser Erkrankung um *erworbene Mißbildungen* handelt, die durch von außen während des Embryonallebens einwirkende mechanische Ursachen hervorgerufen sind (*H. Müller, Sauerbruch*). Die Tatsache, daß bei einem wohl eineiigen Zwillingspaare (*Sandoz*) bei beiden Paarlingen agenetische Bronchiektasien zur Beobachtung kamen, legt den Gedanken nahe, daß *Veränderungen* des *Keimplasmas* ursächlich eine Rolle spielen.

In diesem Zusammenhang sei kurz auf die Ansichten *Kartageners* über die Ursachen der *Lokalisation* der Bronchiektasien eingegangen. Im klinischen Schrifttum wird immer darauf hingewiesen, daß bei einseitigen Prozessen in der überwiegenden Mehrzahl die Bronchien des linken Unterlappens erweitert sind. So gibt *Kartagener* an, daß bei einem Material unter 75 einseitigen Unterlappenbronchiektasien der linke Unterlappen 52mal, der rechte nur 23mal befallen war. Ähnlich äußern sich *Delacour, Dieulafoy, Duken* und *von den Steinen, Hutinel* und *Vogt*. Nach *Kartagener* soll bei rechtsseitigen Prozessen zudem noch vornehmlich der Bronchus cardiacus erkrankt sein. Oberlappenbronchiektasien sollen fast nur rechts lokalisiert sein.

Kartagener möchte die pathologisch-anatomische Besonderheit des Bronchus cardiacus rechts und ebenso eines Astes des zweiten linken ventralen Seitenbronchus, nämlich ihre Neigung zur Ektasie, eine anatomische Besonderheit dieser Bronchialgebiete: ihre auffallende Asymmetrie in der ganzen Säugetierreihe an die Seite stellen und auch in der von *Aeby* festgestellten Asymmetrie des *eparteriellen Bronchus* rechts einen Grund für die Neigung zur Bronchiektasenbildung sehen und deshalb Erweiterungen in diesen Bronchien als *angeboren* bezeichnen. Dazu ist folgendes zu bemerken: Ich hatte zunächst auf Grund meiner Untersuchungen nicht den Eindruck, daß die im klinischen Schrifttum betonte und oben näher dargelegte auffällige Verteilung der Bronchiektasien auf bestimmte Gebiete des Bronchialbaumes wenigstens in dem angegebenen Maße wirklich besteht. Unter 104 Fällen von einseitiger Bronchiektasenbildung war 45mal der rechte und 59mal der linke Unterlappen befallen. Oberlappenbronchiektasien wurden insgesamt 14 beobachtet, davon entfielen 6 auf den rechten, 5 auf den linken Oberlappen und 3mal waren beide Oberlappen erkrankt. Eine geringe Bevorzugung des linken Unterlappens ist wohl zu erkennen, doch sind die Verhältnisse nicht so, wie sie häufig dargestellt werden. Die Zahl meiner eigenen Beobachtungen erscheint mir aber zu gering, um sichere Entscheidungen treffen zu können. Bei der Durchsicht des pathologisch-anatomischen Schrifttums fand ich bei *Schneider* die Angabe, daß unter 214 Fällen von Bronchiektasie 9mal Bronchialerweiterungen lediglich im rechten Oberlappen, 6mal nur im linken und 2mal in beiden Oberlappen angetroffen wurden. Für die Unterlappen lauten die Zahlen: 21mal nur links, 19mal nur rechts und 46mal in beiden Unterlappen. Gleichmäßig über die ganze linke Lunge verteilt waren die Bronchiektasien in 14 Fällen, über die ganze rechte Lunge in 16 Fällen. Bei den 145 Fällen von einseitiger Bronchiektasie, die *Frank* aus dem pathologischen Institut des Eppendorfer Krankenhauses mitteilt, waren 15 Oberlappenbronchiektasien nur rechts und 10 links lokalisiert. Der rechte Mittellappen war 4mal erkrankt. Im rechten Unterlappen wurden 23mal und im linken Unterlappen 27mal Bronchialerweiterungen festgestellt. Aus diesen Ausführungen geht hervor, daß die Bevorzugung einer Seite nicht besteht. Bronchiektasien im linken Oberlappen dürfen, wenn man sie mit der Häufigkeit der Bronchialerweiterungen im rechten Oberlappen vergleicht, als selten bezeichnet werden.

Was nun die Sonderstellung des eparteriellen Bronchus rechts betrifft, der übrigens *gar nicht dorsal* von der Pulmonalis (daher: eparteriell), sondern *lateral* verläuft, so haben *Narath* und später *Heise* in eingehenden vergleichend anatomischen und entwicklungsgeschichtlichen Untersuchungen nachgewiesen, daß diese gar nicht besteht. Es liegt demnach zunächst kein Anlaß vor, die Annahme *Kartageners* als zu Recht bestehend zu betrachten.

Wenn wir versuchen, uns über die *Entstehung* der *primären Bronchiektasien* klar zu werden, dann dürften neue, bei der Jodipinfüllung der Bronchien gemachte Beobachtungen geeignet sein, einen tieferen Einblick in das krankhafte Geschehen zu geben, als wie das noch vor einigen Jahren lediglich klinische und pathologisch-anatomische Befunde vermochten. Verfolgt man vor dem Röntgenschirm das Einfließen des Jodöls, so sieht man, daß das Kontrastmittel bei gesunden Lungen in den größeren Bronchien ziemlich schnell, der *Schwere* folgend, vorwärts dringt. Ist es bis zu den kleineren Bronchien gekommen, dann hört das gleichmäßige Fließen auf. Das Jodöl bewegt sich nunmehr *rhythmisch* vorwärts, und zwar ist dieses Vorrücken *abhängig von der Atmung*: beim Einatmen fließt es voran, beim Ausatmen wird ein Stillstand beobachtet. Etwa 2 min nach dem Einfüllen des Kontrastmittels beginnt beim gesunden Menschen die *Füllung* der *Alveolen*. Kurze Zeit nach der Einführung des Kontrastmittels *verengern* sich die Bronchien, wie man auf den Röntgenaufnahmen, die natürlich alle in derselben Atemphase gemacht werden müssen, leicht messend verfolgen kann.

Bei *Patienten* mit *Erkrankungen* der *Bronchien* und des *Lungenparenchyms* sind diese Vorgänge *charakteristisch* verändert. Es fließt in diesen Fällen zunächst das Kontrastmittel auch in den kleineren Bronchien *nicht mehr rhythmisch*, sondern *kontinuierlich*, lediglich der Schwere folgend vorwärts. Außerdem ist die Füllung der Alveolen deutlich *verzögert* oder findet *gar nicht statt*. Die genannten Veränderungen sind bedingt durch das *Fehlen* der *Ventilation*, wofür auch die Tatsache spricht, daß in diesen Bronchien das Kontrastmittel sehr lange liegen bleibt. Es ist bekannt, daß der Expektorationsvorgang im wesentlichen eine Funktion der Atmung ist. Ausdrücklich sei darauf hingewiesen, daß die beschriebenen Veränderungen bereits beobachtet werden, *bevor* es zu einer Erweiterung der Bronchien gekommen ist. Daraus geht hervor, daß es sich bei der Bildung von Bronchiektasien um einen sekundären Vorgang handelt, dem funktionell die Ventilationsstörung vorausgeht. Das besagt aber nicht, daß die Ventilationsstörung es ist, die zur Erweiterung der Bronchien führt, da auch sie ja nur der sekundäre Ausdruck einer primären Veränderung ist (*Kautsky*). Worin haben wir nun diese *erste Störung* zu suchen?

Wir hatten Gelegenheit, Kranke mehrfach bronchographisch zu untersuchen, die eine akute Infektionskrankheit, z. B. eine Influenza, durchgemacht hatten. In nicht wenigen Fällen sahen wir bei diesen Patienten anläßlich der ersten Untersuchung die soeben beschriebenen, für das Fehlen einer Ventilation charakteristischen Veränderungen. Manchmal war es auch zu einer deutlichen Verbreiterung der Bronchien gekommen. War die Möglichkeit gegeben, nach einigen Monaten die Untersuchungen zu wiederholen, dann wurden die Veränderungen nicht mehr angetroffen. Es war also unter dem Einfluß der Infektion bei dem Patienten zu einer vorübergehenden Störung der Ventilation und teilweise auch zu einer Dilatation der Bronchien gekommen. Wir werden nicht fehlgehen, wenn wir die Ursache für diese Erscheinung in einer durch den Krankheitsprozeß bedingten *Störung* der *Innervation* der *glatten Muskulatur* der Bronchien und Alveolarsepten suchen. Die Funktion dieser Muskulatur ist ja für die Regulation der Ventilation von maßgeblicher Bedeutung. Daß eine Innervationsstörung die Ursache der Störungen ist, geht auch noch aus einer weiteren Beobachtung hervor. An den Bronchien, die das oben beschriebene abwegige Verhalten zeigen, kann man beobachten, daß sie sich nach der Einfüllung des Kontrastmittels nicht zusammenziehen, sondern ihre Weite beibehalten, eine Erscheinung, die man am gesunden Bronchialbaum dadurch hervorrufen kann, daß man Anästhesierungsflüssigkeiten auch in seine feineren Verästelungen bringt und dadurch das Nervensystem ausschaltet. Ist die Wirkung des Betäubungsmittels vorüber, beginnt auch gleich wieder die Funktion der Bronchien.

Diese Beobachtungen legen den Gedanken nahe, daß wenigstens bei einem Teil der Bronchiektasien eine *abwegige Funktion* des *Nervensystems* eigentliche Ursache der Erkrankung ist. Es läßt sich diese Vermutung vielleicht auch durch eine andere Beobachtung weiter stützen. *Sunder-Plassmann* hat eingehende Untersuchungen über das morphologische Verhalten des *intramuralen Ganglien-*

apparates bei Bronchiektasien angestellt, das sich als weitgehend verändert erwies. Im Epithel wurden niemals Nerven gefunden. In der Submucosa sah man an Stelle der Nerven eine starke Vermehrung des Bindegewebes sowie eine Erweiterung der submucösen Gefäße, die ihrer Vasomotorik verlustig gegangen waren und mit Blutkörperchen stark gefüllt erschienen. Die Bindegewebsvermehrung fand sich auch in der glatten Muskulatur, und auch hier sah man nirgends normale Nerven, vielmehr ließen sich nur an einzelnen Stellen stark veränderte Achsenzylinder nachweisen, die sich im Stadium der granulierten Autolyse befanden. Besonders hochgradig waren die Störungen an den intramuralen Ganglienzellen. Hier wurde keine einzige normale Ganglienzelle gefunden. Es war also der für die Fähigkeit der Kontraktion und Dilatation, der normalen Funktion des Flimmerepithels und der Schleimdrüsen, für die Vasomotorik sowie für das in den Atmungs- und Kreislaufmechanismus weitgehend eingreifende Reflexspiel der Bronchien wichtige intramurale Ganglienapparat bei den Bronchiektasien weitgehend zerstört. Allerdings ist die Frage nicht endgültig entschieden, ob es sich hier um primäre oder sekundäre Veränderungen handelt. Ergebnisse pathologisch-anatomischer Untersuchungen lassen auch an die Möglichkeit denken, daß *Veränderungen* der *Bronchialwand* insbesondere der *elastischen Schicht* und der *Muskulatur* primäre Ursache der Bronchiektasenbildung sind. Ich konnte über einen jungen Mann berichten, der durch äußere Gewalt plötzlich zu Tode gekommen war und bei dem die Sektion *erweiterte Bronchien* bei *Fehlen* jeglicher *entzündlicher Erscheinungen* und ein auffallend *dünnes elastisches* und *Muskelfasersystem* aufdeckte. Eine Aufsplitterung und Verminderung der Fasern der Elastica interna und der elastischen Längsfaserschicht sowie häufig eine auffallend dünne Muskulatur wurden auch von *Schneider* bei seinen Untersuchungen im *Aschoff*schen Institut besonders bei den atrophischen Bronchiektasien gesehen, und zwar auch in Fällen, bei denen das Epithel des Bronchus unversehrt war, und Entzündungen in der Bronchialwand fehlten, die letzteren also keineswegs etwa Ursache der Atrophie gewesen sein konnten. Überhaupt besteht die sehr verbreitete und in den letzten Jahren besonders von amerikanischen Untersuchern (*Erb*) stark in den Vordergrund geschobene Ansicht, daß die Bronchiektasien in einer *eitrigen Destruktion* der Bronchialwand ihren Anfang nehmen, nicht zu Recht. *Entzündliche Erscheinungen* sind, *zunächst* wenigstens bei den atrophischen Bronchiektasien, *gar nicht vorhanden*, und falls sie später hinzukommen, dann stellen sie anfangs kleine, *subepithelial* gelegene, umschriebene *Rundzelleninfiltrate* dar, die langsam größer werden. Dieselben Beobachtungen machten Autoren, denen ein großes Operationsmaterial auch von jüngeren Individuen zur Verfügung stand (*Le Leander* und *M. Davidson*, Brompton Hospital, London). Auch bei den *entzündlichen* oder sog. *hyperplasierenden Bronchiektasien*, die sich durch Infektion der Bronchien vielfach im Anschluß an vorübergehende pneumonische Prozesse entwickeln, ohne daß aber chronische Lungenprozesse oder Pleuraverwachsungen eine entscheidende Rolle dabei spielen müßten, *beginnt der ganze entzündliche Prozeß subepithelial* und führt hier, ähnlich wie bei der Gonorrhöe, zu mächtigen, diffusen subepithelialen Infiltraten mit Zerstörung der elastischen Faserschicht und der Muskulatur.

Es ist leicht einzusehen, daß die *exogenen auslösenden Faktoren* bei einer derartig in ihrer Widerstandsfähigkeit geschädigten Wand leicht wirksam werden können. Auf die Bedeutung dieser Faktoren näher einzugehen, würde den Rahmen dieser Arbeit überschreiten, zumal sie im Einzelnen auch noch sehr umstritten ist.

Art der Vererbung.

Versuchen wir nun die Frage zu klären, auf welche Weise die erblichen Gegebenheiten bei der Bronchiektasenkrankheit zur Auswirkung kommen, dann wäre eine Möglichkeit die, daß das vegetative Nervensystem und insbesondere der intramurale Ganglienapparat geschädigt ist. Das würde zur Folge haben, daß die Funktion der Muskel- und elastischen Faserschicht, der Schleimdrüsen und des Flimmerepithels weitgehend gestört und deshalb die Ventilation verschlechtert und die Neigung zur Infektion der Wand sowohl als auch des Parenchyms vergrößert ist, und so die hinzukommenden dehnenden Kräfte einen besonders guten Angriffspunkt haben würden.

Die primär gegebene Erbschädigung könnte aber zunächst auch in der Weise zur Auswirkung kommen, daß die Muskel- und elastische Faserschicht schlecht angelegt und schon dem auf ihr lastenden physiologischen Druck nicht gewachsen ist und deshalb, ohne daß eine Infektion hinzuzutreten braucht, nachgibt. Etwa auftretende entzündliche Veränderungen wären dann die Folge der schlechten Entwicklung und der dadurch bedingten mangelhaften Funktion der genannten Schichten. Man könnte auch an die Möglichkeit denken, daß in der Neigung der Bronchialschleimhaut zu entzündlichen Prozessen die primäre Erbschädigung zu suchen ist, und daß diese sekundär die verschiedenen Schichten des Bronchus derart schädigt, daß es zu einer Erweiterung kommt. Mir scheint das jedoch wenig wahrscheinlich zu sein. Wir haben seit längerer Zeit Familienuntersuchungen eingeleitet, bei denen die Ausgangsprobanden Patienten mit chronischer Bronchitis ohne nachweisbare Bronchiektasien waren. Die Erhebungen bedürfen noch einer wesentlichen Vervollständigung, bevor man bindende Schlüsse aus ihnen ziehen kann. Ich glaube aber doch schon eine Tatsache hervorheben zu dürfen, und zwar die, daß wir unter 193 Sippenangehörigen nur einmal einen Patienten mit einer sicheren Bronchiektasie feststellen konnten. In den Sippen unserer Bronchiektatiker wären bei derselben Zahl 6 Bronchiektatiker zu finden. Wenn unsere Zahlen auch noch nicht sehr groß sind, so glaube ich doch, daß dieser Unterschied zwischen den verschiedenen Arten der Sippen mehr als ein zufälliger ist.

Erwähnt sei auch, daß Untersuchungen von *Glutz* aus der Züricher Hals-, Nasen- und Ohrenklinik ergeben haben, daß die bei Bronchiektatikern beobachteten Veränderungen der Stirnhöhlen, über die im vorstehenden ausführlich berichtet wurde, bei den Patienten mit Bronchitis ohne Bronchiektasien nicht angetroffen wurden. Diese Befunde deuten doch darauf hin, daß eine chronische Bronchitis als einzige auslösende Ursache von Bronchiektasenbildung nicht angesehen werden darf. Welche von den beiden anderen genannten Möglichkeiten die wahrscheinlichere ist, oder ob darüber hinaus noch weitere in Frage kommen, vermögen wir nicht zu entscheiden, da unsere Kenntnis von der Entstehung der Bronchiektasie noch zu gering ist.

Über die Art der Vererbung kann uns eine Er*banalyse* Auskunft geben. Verschiedene Tatsachen erschweren es jedoch sehr, an unserem Beobachtungsgut eine Erbanalyse vorzunehmen. Da zunächst einmal die pathogenetischen Anschauungen noch weitgehend Theorien sind, kann man für unsere Anschauungen über die Art der Vererbung erst recht nicht mehr erwarten. Unabhängig von der Art der Vererbung muß damit gerechnet werden, daß das die Krankheit bedingende Gen in mehr oder weniger starkem Maße Manifestationsschwankungen unterworfen ist. Aus der mehr oder weniger großen Häufigkeit des Vorkommens mehrerer Fälle von Bronchiektasie in einer Sippe kann man allein niemals einen Schluß auf den Erbmodus ziehen. Es gibt ferner zwischen dem Manifestwerden der Anlage und dem voll ausgebildeten Krankheitsbild viele Übergänge, die wir zunächst mit Sicherheit noch gar nicht erfassen können. Vielleicht gehört das von uns festgestellte überdurchschnittlich häufige Vorkommen von Bronchitiden und Pneumonien bei den nahen Verwandten zu diesen Vorstadien. Ob dieses aber im Einzelfalle so ist, vermögen wir noch weniger zu entscheiden. Es ist also nichts Sicheres über die Zahl der Erbträger bekannt. Und nur damit allein könnte man eine bindende Entscheidung treffen, ob etwa Dominanz oder Recessivität vorliegt, oder ob beispielsweise bestimmte Teilfaktoren sich vererben. Noch größer wird die Schwierigkeit, wenn wir einen dimeren Erbgang annehmen, d. h. die Tatsache unterstellen, daß zwei krankhafte Gene erforderlich sind, um das Leiden entstehen zu lassen. Denn die Wahrscheinlichkeit, daß in einem Körper diese beiden Gene zusammentreffen, ist natürlich wesentlich geringer, als wenn nur ein Gen nötig wäre, um die Krankheit hervorzurufen. Es wäre auch denkbar, daß es pathogenetisch zwei ganz verschiedene Formen von Bronchiektasie gibt, die sich aber in ihrem klinischen Erscheinungsbild nicht voneinander trennen lassen. Es könnte bei der einen Form etwa eine bestimmte erbliche Grundlage das Entscheidende sein, während bei der anderen gewisse Umwelteinflüsse die eigentlich krankmachende Ursache darstellen. Diese als *Heterogenie* bezeichnete Möglichkeit könnte darüber hinaus sich auch dahin auswirken, daß eine bestimmte Gruppe von Bronchiektasien sich recessiv, eine andere sich dominant und eine dritte womöglich intermediär vererbte, wie wir das von gewissen normalen und krankhaften Eigenschaften her kennen.

Trotz dieser vielen Beschränkungen, die einer Klarstellung des Erbmodus entgegenstehen, ist es doch möglich, wenigstens einige wenige Gesichtspunkte sicherzustellen. Durch die Untersuchungen von *Lenz* wissen wir, daß normale Eigenschaften sich vorwiegend polymer, krankhafte Eigenschaften sich jedoch vorwiegend monomer vererben. Man wird deshalb immer versuchen, zunächst mit der Annahme eines monomeren Erbganges, also einer einzigen krankhaften Erbanlage auszukommen.

Bei der Bronchiektasienkrankheit erscheint das durchaus möglich. Sowohl die möglicherweise primäre Schädigung des intramuralen Ganglienapparates als auch die durch schlechte Anlage der Muscularis oder elastischen Faserschicht bedingte Wandschwäche der Bronchuswand könnte durch ein einziges Gen hervorgerufen sein. Sollte eine Dimerie vorliegen, dann könnte man sich vorstellen, daß sowohl der Schwäche der Bronchialwand als auch der mangelhaften

Ausbildung des intramuralen Ganglienapparates je ein besonderes Genpaar zugrunde liegt. Es sei aber ausdrücklich betont, daß man auch beim sicheren Nachweis der ätiologischen Bedeutung beider krankhaften Eigenschaften nichts Sicheres über die Frage der Monomerie oder Dimerie aussagen kann, da beide krankhaften Eigenschaften trotz ihrer klinischen Verschiedenheit sehr wohl durch ein einziges Genpaar ausgelöst werden können. Es ist aber auch möglich, daß umgekehrt mehrere Genpaare für ein und dieselbe krankhafte Erscheinung verantwortlich sind. Nur eine regelrechte Erbanalyse vermöchte hier eine sichere Entscheidung zu bringen. Diese ist aber aus den oben angeführten Gründen unmöglich.

Die *Manifestationsschwankungen* der fraglichen Erbanlagen in unseren Fällen dürften sehr wahrscheinlich durch *Nebengene* und *Außenfaktoren* im Sinne von *Realisationsfaktoren* bedingt sein. Eine entscheidende Rolle für die familiäre Belastung dürfte aber darüber hinaus die jeweilige *Durchschlagskraft* der *Erbanlagen* spielen. Wir müssen uns vorstellen, daß in dem einen Falle nun ein starkes Gen mit einer größeren Durchschlagskraft wirksam ist. Derartige Erscheinungen sind insbesondere vom erbbiologischen Tierexperiment her, aber auch vereinzelt von der menschlichen Erbpathologie bekannt. Sie werden durch die Annahme einer multiplen Allelie erklärt. Es muß daher auch beim Erbgang der Bronchiektasien durchaus mit derartigen Erscheinungen gerechnet werden.

Es bleibt noch die Frage offen, ob sich die Erbanlagen *dominant* oder *recessiv* verhalten. Auf die dritte Möglichkeit eines *intermediären Erbganges*, der seinem Verhalten nach zwischen Dominanz und Recessivität liegen würde, braucht an dieser Stelle nicht besonders eingegangen zu werden, da auf ihn die Mehrzahl der Kriterien Anwendung findet, die auch für den recessiven Erbgang gelten.

Wenn wir uns auf Grund der vorliegenden Untersuchungsergebnisse eingehender mit der genannten Frage beschäftigen wollen, dann müssen wir zunächst die Feststellung machen, daß einige wichtige Kriterien, für dominanten oder recessiven Erbgang, wie wir oben bereits ausgeführt haben, für unsere Verhältnisse sich nicht anwenden lassen. Hierzu gehört z. B. der Umstand, daß bei Dominanz die prozentuale Belastung bei Eltern und Kindern gleich derjenigen bei den Geschwistern ist, während sie bei Recessivität bei den Geschwistern wesentlich stärker als bei den Eltern und Kindern in die Erscheinung tritt. Es lassen sich aber doch einige Tatsachen finden, die für eine von den beiden Möglichkeiten sprechen. Das beste Kennzeichen recessiven Erbganges ist die überdurchschnittliche Häufung von Blutsverwandtschaft der Eltern. Die durchschnittliche Häufung der Verwandtenehen, mit der die bei den Eltern der Merkmalsträger zu vergleichen ist, beträgt in unserer Bevölkerung etwa 0,5—1%, gerechnet bis zu den Vetternehen ersten Grades (*Lenz*). Wir haben bei unseren 32 selbst untersuchten und bei 81 genau aufgenommenen Familien in keinem Falle eine Verwandtenehe feststellen können. Damit ist eine starke Stütze für die Annahme eines dominanten Ergbanges gewonnen. Doch können noch weitere Gründe angeführt werden, die die Annahme dieses Erbganges nahelegen. In Sippe Nr. 11 wurde festgestellt, daß die Bronchiektasenkrankheit sich offenbar durch 3 Generationen vererbt. Wenn die Erbanlage recessiv wäre, dann müßten die 3 angeheirateten Ehepartner jeder Generation heterozygote Träger der Erbanlage sein. Es erscheint aber im höchsten Grade unwahrscheinlich, daß eine derartige Häufung zufällig eintritt. Es kommt ferner unter unseren Sippen eine mit konjugaler Bronchiektasie vor. Bestünde ein recessiver Erbgang, dann müßten beide Eltern homozygote Träger der Erbanlage sein. Nach den Erbgesetzen wären theoretisch 100% auch äußerlich erbkranke Kinder zu erwarten. Bei unserer Beobachtung war das aber nicht der Fall. Unter 3 Söhnen im Alter von 31—40 Jahren wurde nur bei dem jüngsten Sohne eine Neigung zu Bronchitiden festgestellt. Die beiden anderen waren vollkommen gesund. Man kann hier natürlich auch eine zumindest zeitliche Manifestationshemmung annehmen. Aber zwangloser erklärt sich das bisherige Gesundbleiben der 2 Kinder doch durch die Annahme eines dominanten Erbganges. Bei dieser Sachlage können theoretisch auch einmal alle 3 Kinder völlig frei von einer krankhaften Erbanlage geblieben sein, ohne daß man eine besondere Manifestationshemmung als Erklärung für das Gesundbleiben heranziehen muß.

Zusammenfassend läßt sich also sagen, daß mit überwiegender Wahrscheinlichkeit ein dominanter Erbgang vorliegt. Die Zahl der erkennbaren Erbträger ist aber wesentlich geringer als nach den Mendelproportionen zu erwarten wäre. Es muß sich deshalb um eine unregelmäßige Dominanz handeln, die am besten durch Manifestationsschwankungen der Erbanlage, die durch die verschieden starke Durchschlagskraft des Gens infolge multipler Allelie und durch die Wirksamkeit bestimmter Realisationsfaktoren bedingt sein dürften, erklärt wird.

Zusammenfassung.

Die Arbeit hatte das Ziel, erstmals die Erblichkeitsverhältnisse der Bronchiektasenkrankheit zu klären. Im Einzelnen sollte festgestellt werden, ob und wie häufig weitere Fälle von Bronchiektasie sowie bestimmte Krankheiten und Konstitutionsanomalien bei den Sippenangehörigen vorkommen. Es wurde weiter versucht, aus den Ergebnissen bestimmte Schlußfolgerungen über die Art der Vererbung und die Pathogenese der Krankheit zu ziehen. Zu diesem Zweck wurden insgesamt 211 Bronchiektatiker und 32 auslesefreie Sippen mit 502 Sippenangehörigen eingehend untersucht und die Ergebnisse der Familienuntersuchungen in Sippentafeln aufgezeichnet.

Die Auswertung der Befunde führte zu folgenden Ergebnissen: Unter den 32 untersuchten Sippen finden sich 12, in denen zwei oder mehrere Fälle von Bronchiektasie zur Beobachtung kamen. Bei Umrechnung auf die Gesamtzahl der erfaßten Sippenangehörigen ergibt sich, daß ein weiterer Fall von Bronchiektasie in Bronchiektatikersippen 14mal häufiger vorkommt als in der Gesamtbevölkerung.

Unter den sonstigen Krankheiten findet sich eine Häufung von Bronchitiden, Pneumonien und Affektionen der Nase und der Nebenhöhlen insbesondere bei den nahen Verwandten. Bemerkenswert ist ein eineiiges männliches Zwillingspaar, bei dem beide Paarlinge an Bronchiektasien leiden. Die besondere Bevorzugung eines bestimmten Habitus konnten wir nicht feststellen. Wohl aber fanden wir eine zunächst noch nicht erklärbare Häufung von multiplen Abartungen bei den Bronchiektatikern selbst und den nahen Verwandten.

Aus den Ergebnissen lassen sich über die Art der Vererbung folgende Schlüsse ziehen: Der Erbgang der Krankheitsanlage dürfte wenigstens in manchen Fällen dominant sein. Dafür sprechen eine ganze Reihe von Familienbeobachtungen. Für ein recessives Verhalten lassen sich keine sicheren Anhaltspunkte finden. Bei den großen Schwierigkeiten, die einer regelrechten Erbanalyse entgegenstehen, können wir uns über Einzelheiten der Vererbung nur in Vermutungen ergehen.

Die relative Seltenheit einer vollentwickelten Bronchiektasie sowie das häufige Vorkommen von Bronchiektasien und Pneumonien in der nahen Verwandtschaft, das für ein Vorstadium der Bronchiektasenkrankheit gelten kann, sprechen dafür, daß die erbliche Veranlagung in ihrer phänotypischen Manifestierung starken Schwankungen unterworfen ist. Es ist daher die Zahl der erkennbaren Erbträger wesentlich geringer, als nach den Mendelproportionen zu erwarten wäre. Deshalb muß es sich um eine unregelmäßige Dominanz handeln.

Die Manifestationsschwankungen können wir am besten durch die Annahme einer multiplen Allelie mit schwachen Genen von geringer Durchschlagskraft und durch besondere nicht näher faßbare konstitutionelle Eigentümlichkeiten erklären. Eine bedeutende Rolle werden darüber hinaus auch bestimmte Realisationsfaktoren spielen.

Sippentafeln.

Erklärung der Zeichen:

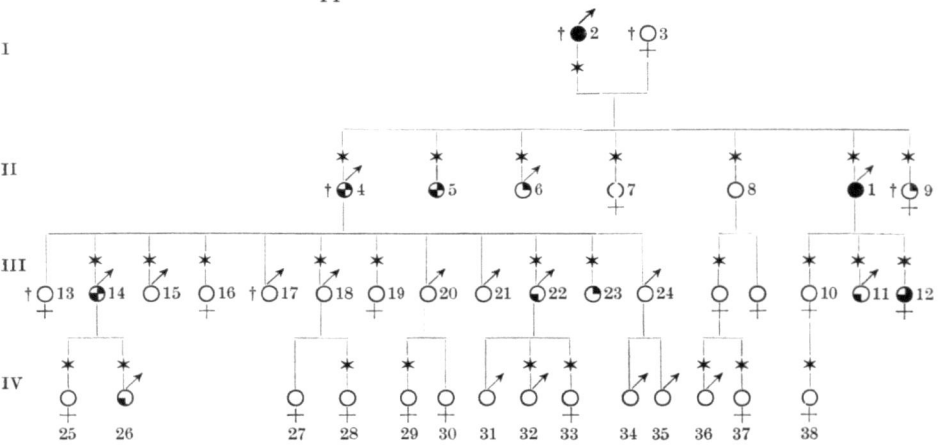

Sippe Nr. 1. Proband: Hans Sa.

Proband: Hans Sa., 60 Jahre alt, seit dem 16. Lebensjahr chronische Sinuitis. Seit etwa 30 Jahren an Menge langsam zunehmend Auswurf. Keine Tuberkulose. Hin und wieder Fieberanstiege bis 40°. Ausgedehnte Bronchiektasien in beiden Lungen.

Bronchiektasien und Erbanlage. 295

Der Vater des Probanden (2) hatte ebenfalls Bronchiektasien. „Er hat in den letzten Jahren seines Lebens nur noch mit dem Spucknapf gelebt." Unter den Geschwistern des Probanden finden sich mehrere (4, 5, 6, 9), die an häufig wiederkehrenden Pneumonien sowie an Erkrankungen der Nase und ihrer Nebenhöhlen leiden. Dasselbe gilt von den Kindern (11, 12) und Neffen (26). Erwähnenswert erscheint, daß der Proband an einer Paralysis agitans litt, die sehr frühzeitig in Erscheinung trat und bei der das Zittern der Hände ganz im Vordergrund stand. Von anderen Sippenangehörigen war dieselbe Erkrankung bei Nr. 2, 4, 5, 7, 14 festzustellen. Eine Tochter des Probanden hat einen Suizidversuch gemacht. Ein Neffe (14) ist ein schwerer Psychopath.

Sippe Nr. 2. Proband: Lorenz De., geb. 2. IV. 1883.

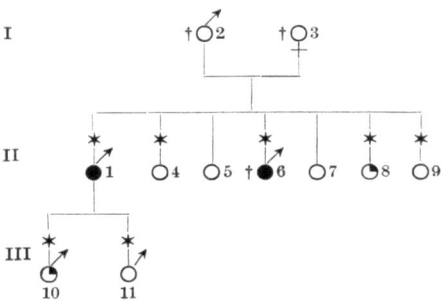

Proband: Lorenz De., 56 Jahre alt. Bronchiektasien in beiden Unterlappen. Beschwerden seit mehr als 20 Jahren.

Aus dem Krankenblatt des Städtischen Krankenhauses Mannheim geht hervor, daß ein verstorbener Bruder (6) ebenfalls ausgedehnte Bronchiektasien in beiden Lungenunterlappen hatte.

Sippe Nr. 3. Proband: Sebertine B.

Proband: Sebertine B., 17 Jahre alt. Bronchiektasien im linken Unterlappen.
In der Sippe findet sich noch ein weiterer Fall mit Bronchiektasien. Es handelt sich um einen Vetter zweiten Grades.

Sippe Nr. 4. Proband: N. H.

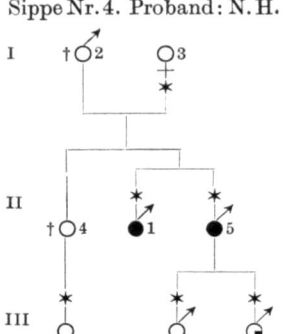

Proband: Nikolaus H., 28 Jahre alt. Beschwerden seit einigen Jahren. Röntgenologisch vorwiegend zylindrische Bronchiektasien im linken Unterlappen. Nasenpolypen, hoher Gaumen, keine Trommelschlegelfinger.

Der Proband hat einen eineiigen Zwilling, bei dem ebenfalls Bronchiektasien in beiden Unterlappen nachzuweisen sind. Der Zwillingsbruder hat ebenso wie der andere Paarling einen hohen Gaumen. Er leidet außerdem an einer Rhinitis. Trommelschlegelfinger bestehen nicht.

Der 6jährige Sohn des einen Paarlings (5) leidet oft an Rhinitis.

Proband: Werner R., 21 Jahre alt, Student. Bronchiektasien im linken Unterlappen. Beschwerden seit etwa 10 Jahren. Langsame Entwicklung.

Bei der Großmutter des Probanden konnten in beiden Unterlappen Bronchiektasien festgestellt werden.

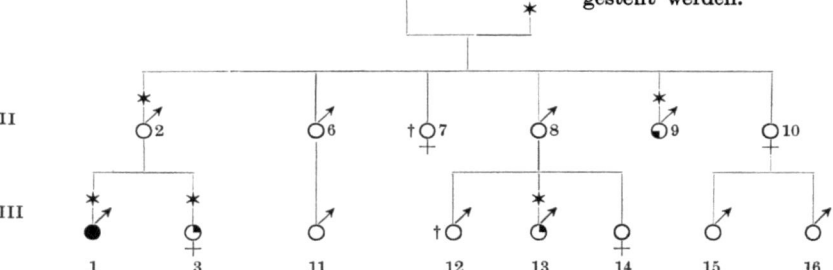

Sippe Nr. 5. Proband: Werner R.

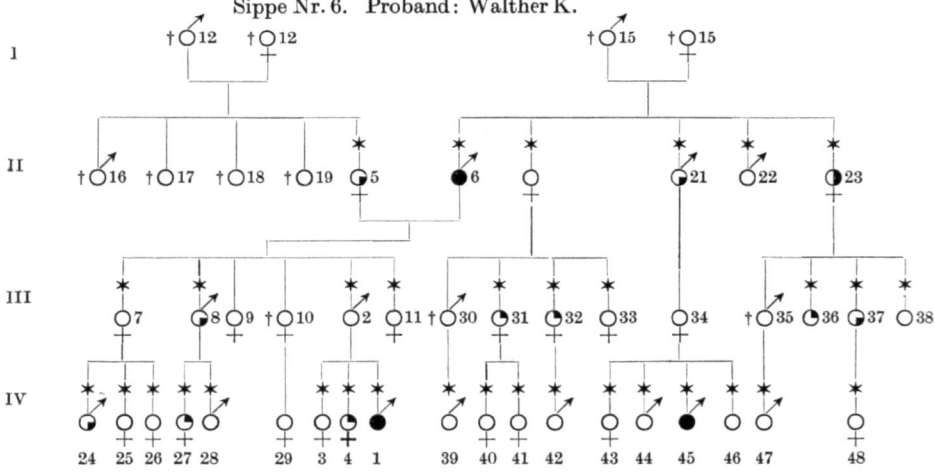

Sippe Nr. 6. Proband: Walther K.

Proband: Walther K., 5 Jahre alt. Im Alter von 2 Jahren Keuchhusten. Seither nicht ganz gesund. Jetzt dauernd Husten und Auswurf. Keine Tuberkulose. Bronchiektasien im rechten Lungenunterlappen.

Bemerkenswert ist, daß bei dem Großvater des Kindes sowie bei einem Vetter zweiten Grades ebenfalls Bronchiektasien festgestellt werden konnten.

Bronchiektasien und Erbanlage. 297

Probandin: Alma R., 35 Jahre alt, seit dem 9. Lebensjahre lungenkrank. Täglich 40—50 ccm Auswurf. Im Tierversuch keine Tuberkelbacillen. Röntgenologisch: Sackförmige Bronchiektasien im linken Oberlappen. Der jetzt 9 Jahre alte Sohn Hermann (8) leidet seit dem 4. Lebensjahre an immer wiederkehrenden Katarrhen und Bronchopneumonien. Im Auswurf keine Tuberkelbacillen. Röntgenologisch in beiden Unterlappen eine ausgeprägte wabig-maschige Zeichnung. Klinisch über den abhängigen Partien bei wiederholten Untersuchungen immer Katarrh. Bei dem Knaben bestehen weiterhin eine angeborene Rechtsverlagerung des Herzens, eine eitrige Rhinitis sowie eine Phimose. Die Stirnhöhlen fehlen. Im Alter von 2 Jahren Operation wegen doppelseitiger Leistenhernie. Bettnässer. Während der Untersuchungen dauernd Grimassieren. Sein Bruder (7) leidet an einer Rhinitis. Er hat ebenso wie seine Tante (5) mehrmals Lungenentzündungen gehabt.

Sippe Nr. 7. Alma R., geb. Sch. 5. VIII. 1904.

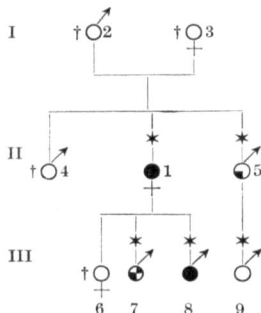

Proband: Josef W., Hilfsarbeiter, 58 Jahre alt. Hat „solange er denken kann" mit der Lunge zu tun. Bronchiektasien in beiden Unterlappen. Eine Schwester des Probanden (5) leidet an immer wiederkehrenden Bronchitiden. Eine Ausbildung von Bronchiektasien konnte nicht nachgewiesen werden, wohl dagegen bei einem Enkelkind (11), das sackförmige Bronchialerweiterungen im linken Unterlappen hatte. Bei einem anderen Enkelkind (9) wurden mehrfach Nasenpolypen entfernt.

Sippe Nr. 8. Proband: Josef W.

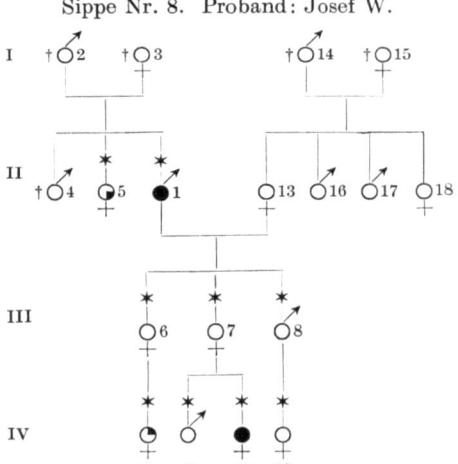

Proband: Otto E., Bauer, 53 Jahre alt, hustet seit seinem 20. Lebensjahr, hatte mehrfach Lungenentzündung. Röntgenologisch Bronchiektasien in beiden Unterlappen. Im Auswurf keine Tuberkelbacillen. Vater des Probanden litt häufig an Bronchitis. Ob bei ihm auch Bronchiektasien bestanden haben, läßt sich nicht mehr entscheiden. Diese sind

Sippe Nr. 9. Proband: Otto E.

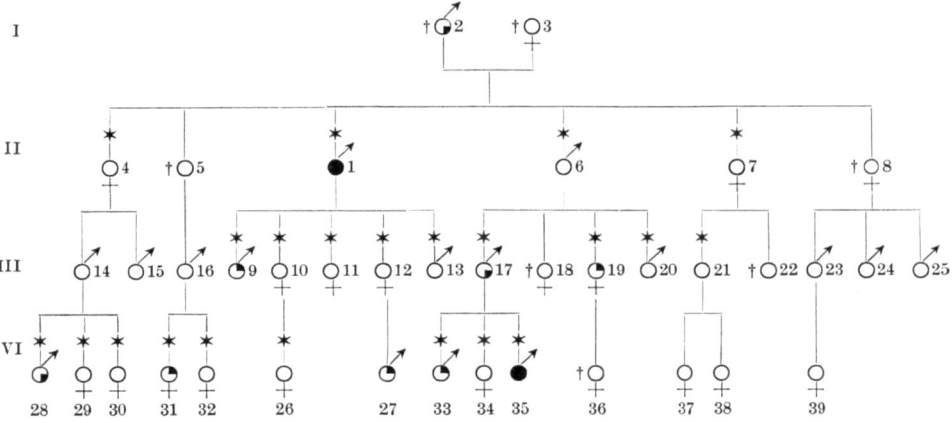

21*

298   H. E. Meyer:

aber bei einem Enkelkind seines Bruders (35) nachzuweisen. Beachtenswert ist das häufige Auftreten von entzündlichen Erkrankungen der Nase und ihrer Nebenhöhlen und von Bronchitiden in dieser Sippe.

Sippe Nr. 10. Proband: Dietrich H.

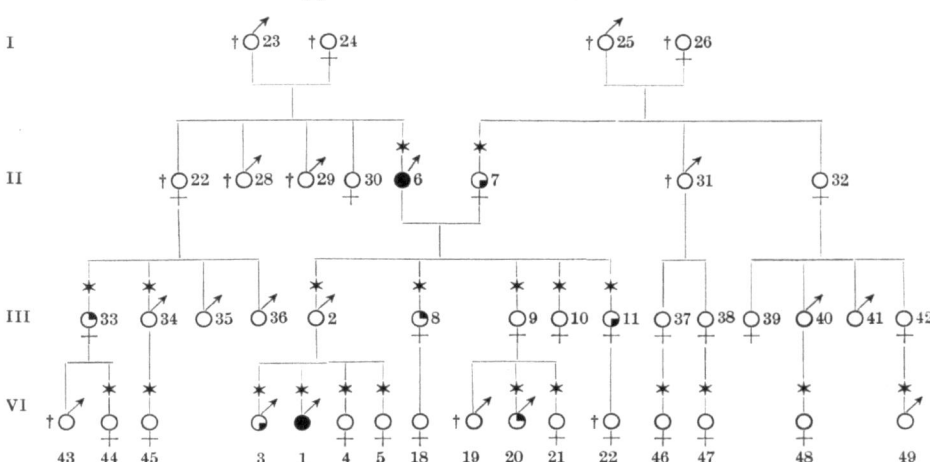

Proband: Dietrich H., 7 Jahre alt, hustet seit seinem 2. Lebensjahr, Trommelschlegelfinger. Über den abhängigen Teilen der Lunge beiderseits reichlich Katarrh. Röntgenologisch eine betonte streifig-maschige Zeichnung in den Unterfeldern, besonders rechts herznahe. Im reichlichen Auswurf keine Tuberkelbacillen. Der Großvater väterlicherseits leidet ebenfalls an Bronchiektasien, die sich vornehmlich im linken Unterlappen ausgebildet haben.

Sippe Nr. 11. Proband: Hans L., geb. 3. IX. 1882.

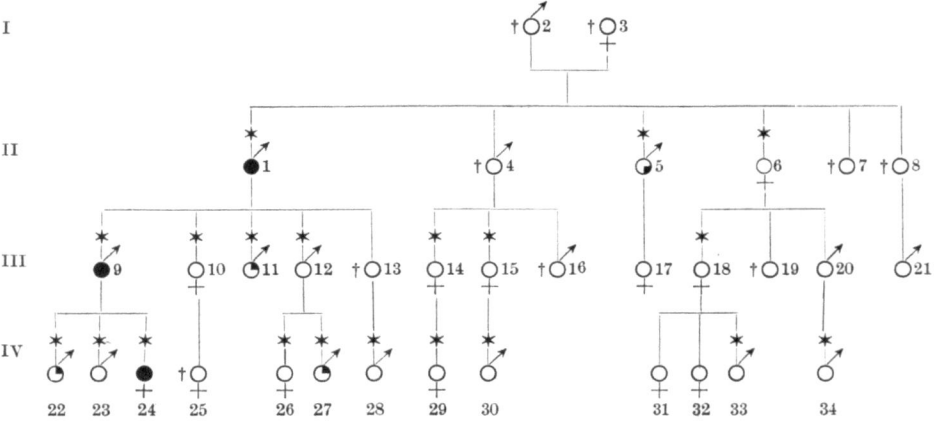

Proband: Hans L., 57 Jahre alt. Hustet etwa seit dem 30. Lebensjahre im Anschluß an eine starke „Erkältung". Reichlich Auswurf, der frei von Tuberkelbacillen ist. Klinisch und röntgenologisch Bronchiektasien in beiden Unterfeldern. Sowohl der älteste Sohn des Probanden als auch dessen jüngster Sohn leiden an derselben Erkrankung, die sich bei beiden Patienten langsam entwickelte.

Bronchiektasien und Erbanlage. 299

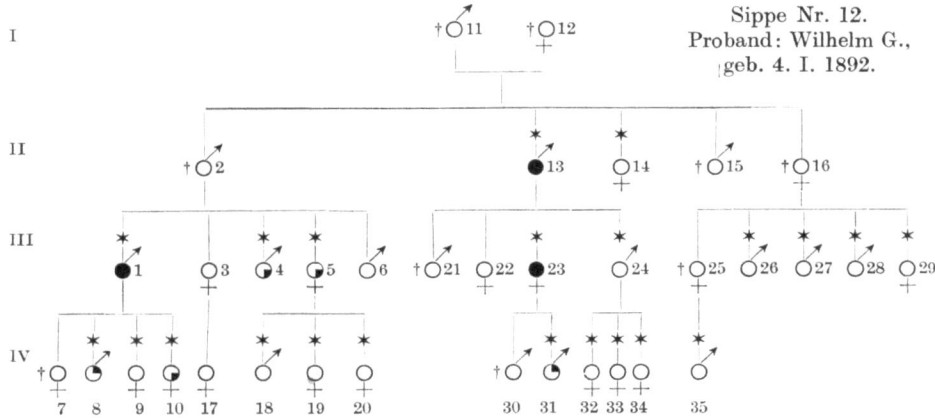

Sippe Nr. 12.
Proband: Wilhelm G.,
geb. 4. I. 1892.

In dieser Sippe haben außer dem *Probanden Wilhelm G.* ein Onkel väterlicherseits (13) sowie dessen Tochter (23) Bronchiektasien. Bei dem jetzt 41 Jahre alten Probanden sind die ersten Symptome vor etwa 15 Jahren in die Erscheinung getreten. Das Röntgenbild zeigt Bronchiektasien vornehmlich im linken Unterfeld. Ein Onkel hat in beiden Lungenunterlappen geringe Bronchialerweiterungen, bei der Base sind die Veränderungen vornehmlich auf die herznahen Teile des rechten Unterlappens beschränkt.

Literaturverzeichnis.

Adams, R., u. *E. D. Churchill*, J. thorac. Surg. **7**, 206 (1937). — *Aeby*, Der Bronchialbaum der Säugetiere und des Menschen. Leipzig 1880. — *Agostino, F.*, Arch. di Radiol. **12**, 177 (1937). — *Albrecht, Z.* Hals- usw. Heilk. **29**j(1931) u. **40** (1937). — *Arnheim, G.*, Virchows Arch. **154**, 300 (1898). — *Askanazy, M.*, Korresp.bl. Schweiz. Ärzte **1919**, 1. — *Assmann*, Die klinische Röntgendiagnostik der inneren Erkrankungen. 4. Aufl. Leipzig 1928 — Klin. Wschr. **1935**, 803. — *Ballon, H., J. J. Singer* u. *E. A. Graham*, J. thorac. Surg. **1**, 154 (1931/32). — *Balzer* u. *Grandhomme*, Rev. mens. malad. l'enf. **4**, 485 (1886). — *Bard, L.*, Précis d'anatomie pathologique. Paris: Masson et Cie. 1899 — Lyon méd. **91**, 524 (1899) — J. Méd. Lyon **1922**, 193; **1924**, 381. — *Bard, L.*, et *G. Lemoine*, Arch. gén. Méd. **1890**, 151 u. 313. — *Barth, H.*, Z. Hals- usw. Heilk. **43**, 148 (1937). — *Bauer, H.*, Amer. J. Roentgenol. **86**, 303 (1911). — *Behrmann, A.*, Beitr. Klin. Tbk. **86**, 161 (1935). — *Brauer, L.*, Verh. dtsch. Ges. inn. Med. **37**, 95 (1925) — Fortschr. Ther. **2**, 1 (1926). — *Brauer, L.*, u. *Lorey*, Erg. med. Strahlenforsch. **3**, 115 (1928). — *Buchmann*, Frankf. Z. Path. **8**, 263 (1911). — *Chilaiditi, T.*, Fortschr. Röntgenstr. **15**, 108 (1910). — *Chobot, R.*, Amer. J. Dis. Childr. **52**, 882 (1936). — *Crosetti*, Minerva méd. (Torino) **1931**, 606. — *Daan, A.*, Acta radiol. (Stockh.) **14**, 375 (1933). — *Diehl, K.*, Verh. dtsch. Ges. inn. Med. **1934**, 79. — *Dieudonné*, Contribution à l'étude de la dilatation des bronches chez l'enfant. Thèse Nancy 1907. — *Dieulafoy*, Über Bronchialerweiterungen. Handbuch der inneren Pathologie **1** (1899). — *Duken, J.*, Zbl. inn. Med. **47**, 1145 (1926). — *Duken, J.*, u. *von den Steinen*, Erg. inn. Med. **42**, 229 (1927). — *Engel, St.*, Erkrankungen der Respirationsorgane. In: *Pfaundler-Schlossmann*, Handbuch der Kinderheilkunde **3**. 3. Aufl. Leipzig 1924. — *Erb, J. H.*, Arch. of Path. **15**, 357 (1933). — *Fanano, V.*, Lotta Tbc. **8**, 110 (1937). — *Ferenczy* u. *Matolcsy*, Wien. klin. Wschr. **1927**, Nr 19. — *Florand, Francois* u. *Flurin*, Bull. Soc. méd. Hôp. Paris **1914**, 746. — *Forestier, J.*, Le Scalpel **76**, 421 (1923) — Ann. Chir. méd. **4**, 869 (1926) — Bull. Soc. méd. Hôp. Paris **39**, 299 (1923) — J. de Radiol. **7**, 351 (1923). — *Gianturgo*, Arch. di Radiol. **4** (1929). — *Glaum, Kl.*, Beitr. Klin. Tbk. **91**, 422 (1938). — *Graham, E. A.*, Surg. Clin. N. Amer. **18**, 1189 (1938). — *Grancher*, Gaz. méd. Paris **1878**, 166. — *Grawitz*, Virchows Arch. **22**, 217 (1880). — *Greppi, E.*, Boll. Soc. med.-chir. Catania **2**, 240 (1934). — *Guenther, H.*, Biol. Zbl. **43**, 175 (1923). — *Hauser, G.*, Dtsch. Arch. klin. Med. **84**, 99 (1905). — *Hedblom, C. A.*, J. amer. med. Assoc. **89**, 1384 (1927) — Surg. etc. **52**, 406 (1931). — *Heiss*, Anat. Anz. **54** u. **55**, Erg.-H., 152 (1921). — *Hernandez Diaz, A.*, Rev. españ. Tbc. **5**, 692 (1934). — *Hjelm* u. *Hulten*, Acta radiol. (Stockh.) **9**, 125 (1928). — *Hodge, G. E.*, Arch. of Otolaryng. **22**, 537 (1935) — Canad. med. Assoc. J.

34, 666 (1936) — J. Laryng. a. Otol. 53, 485 (1938). — *Horlacher, M.*, Bronchiektasien bei Situs viscerum inversus. Diss. Zürich 1935. — *Hueter, C.*, Beitr. path. Anat. 59, 520 (1914). — *Jachia, P.*, Röntgenprax. 4, 873 (1932). — *Jaeger, L.*, Contribution à l'étude des hamartomes pulmonaires. Thèse de Zurich 1934. — *Jerman, J.*, Studia tbc. prag. 2, 61 (1937). — *Ihm, L.*, Arch. Kinderheilk. 92, 170 (1931). — *Kartagener, M.*, Beitr. Klin. Tbk. 83, 489; 84, 73 (1933); 85, 45 (1934) — IV. Internationaler Röntgenkongreß Zürich 2 (1934) — Helvet. med. Acta 1, 625 (1933/35). — *Kartagener* u. *Horlacher*, Schweiz. med. Wschr. 1935, 782 — Beitr. Klin. Tbk. 87, 331 (1936). — *Kartagener* u. *Ulrich*, Beitr. Klin. Tbk. 86, 349 (1935). — *Kautsky, A.*, Fortschr. Röntgenstr. 54, 219 u. 345 (1936). — *Kerley*, Brit. J. Radiol. 5, 234 (1932); 7, 531 (1934). — *Klare, K.*, Z. Tbk. 67, 161 (1932) — Beitr. Klin. Tbk. 63, 255 (1926). — *Klopstock, R.*, zit. nach Zbl. Tbk. 45, 392 (1937). — *Klopstock, R.*, u. *F. Pagor*, Fortschr. Röntgenstr. 56, 683 (1937). — *Knauer*, Zwei Fälle von Coeliakie mit Pankreasentartung und Bronchiektasien. Diss. Zürich 1935. — *Krampf, F.*, Münch. med. Wschr. 1929, 870 — Dtsch. Z. Chir. 220, 239 (1929) — Erg. Chir. 23, 606 (1930) — Klin. Wschr. 1931, 265, 315. — *Lamarque* u. *Bétoulières*, Bull. Soc. Radiol. méd. France 1931, 359 — Arch. Electr. méd. 567, 205 (1931). — *Landau, W.*, Z. Tbk. 65, 212 (1932). — *Landé, L.*, Z. Kinderheilk. 17, 245 (1917). — *Lange, C. de*, Acta paediatr. (Stockh.) 6, 352 (1926/27) — Nederl. Tijdschr. Geneesk. 70, 2515 (1926). — *Lederer*, Erg. inn. Med. 19, 564 (1921). — *Léon-Kindberg, M.*, Les dilatations des Bronches. Paris: Masson et Cie 1934. — *Léon-Kindberg, M.*, u. *Cottonot*, Bull. Soc. méd. Hôp. Paris 1925, 525. — *Léon-Kindberg, M.*, u. *Dreyfus-Sée*, Bull. Soc. méd. Hôp. Paris 1935, 48. — *Léon-Kindberg, M.*, u. *Kourilsky*, Bull. Soc. méd. Hôp. Paris 1926, 1812. — *Lereboullet*, Gaz. Hôp. 1933, 1093. — *Litten*, Dtsch. med. Wschr. 1929, 400. — *Loben, F.*, Fortschr. Röntgenstr. 43, 231 (1931). — *Löffler, W.*, Schweiz. med. Wschr. 1937, 2. — *Lossow, D. v.*, Dtsch. Z. Chir. 212, 71 (1928). — *Lovisatti*, Radiol. med. 1929, 377. — *Mathes* u. *Coope*, Brit. J. Radiol. 12, 481 (1928). — *Meyer, H. E.*, Zbl. inn. Med. 59, 255 (1938). — *Meyer, H. E.*, u. *O. H. Rolfs*, Beitr. Klin. Tbk. 92, 1 (1938). — *Meyer, L. F.*, Klin. Wschr. 1922, 737. — *Montes Velarde, G.*, An. Casa Salud. Valdecilla 6, 3 (1935). — *Müller, F. v.*, Die Erkrankungen der Bronchien. Die deutsche Klinik am Anfang des 20. Jahrhunderts. 1904, 223. — *Müller, H.*, Mißbildungen der Lunge und Pleura. In: *Henke-Lubarsch*, Handbuch der speziellen und pathologischen Anatomie 3 (I), 531. Berlin 1928. — *Nakasone, K.*, Frankf. Z. Path. 29, 468 (1923). — *Neisser, E.*, Z. klin. Med. 42, 88 (1901). — *Neumann, W.*, Med. Klin. 1928, 738. — *Nolte, F.*, Fortschr. Röntgenstr. 55, 273 (1937). — *Nüssel* u. *Helbach*, Beitr. Klin. Tbk. 84, 424 (1934). — *Oechsli* u. *Miles*, Amer. Rv. Tbc. 30, 239 (1934). — *Oeri, R.*, Frankf. Z. Path. 3, 393 (1909). — *Peiser, J.*, Mschr. Kinderheilk. 6, 122 (1908); 8, 602 (1910). — *Peroni, A.*, Arch. ital. Otol. 54 (1933). — *Posselt*, Med. Klin. 1909, 1846 u. 1910, 385. — *Pruvost, Leblanc, Delort* u. *Coletsos*, Presse méd. 1935, 1182. — *Pruvost, Livieratos* u. *Brincourt*, Arch. méd.-chir. Appar. respirat. 9, 256 (1934). — *Richter, S.*, Z. Hals- usw. Heilk. 23, 487 (1929). — *Rist, E.*, Presse méd. 1916, 321. — *Rist* u. *Cournand*, Bull. Soc. méd. Hôp. Paris 1928, 373. — *Sandoz, E.*, Beitr. path. Anat. 41, 495 (1907). — *Sauerbruch, F.*, Arch. klin. Chir. 148, 721 (1927); 180, 312 (1934). — *Segra, R.*, Atti Clin. otol. ecc. iatr. Univ. Torino 3 u. 4, 75 (1937). — *Sergent, E.*, Bull. méd. Hôp. Paris 1916, 1424 — Presse méd. 1932, 273. — *Sergent, E.*, u. *Bordet*, Bull. Soc. méd. Hôp. Paris 1927, 742. — *Sicard* u. *Forestier*, Bull. Soc. méd. Hôp. Paris 38, 463 (1922) — Bull. Soc. Radiol. méd. France 11, 148 (1923) — Presse méd. 1923, 493 — J. belge Radiol. 14, 439 (1925). — *Siegmund, J.*, Virchows Arch. 236, 191 (1922). — *Siewert*, Berl. klin. Wschr. 1904, 139. — *Simon, St.*, Röntgenprax. 1, 45 (1938). — *Sunder-Plassmann, P.*, 59. Tagung dtsch. Ges. Chir. Berlin 1935. — *Schedtler, O.*, Röntgenprax. 8, 527 (1936). — *Scheidegger, S.*, Frankf. Z. Path. 47, 276 (1934). — *Schneider, H.*, Beitr. path. Anat. 80, 466 (1928). — *Schwabe, M.*, Über den Verlauf der Bronchiektasien bei Kindern. Inaug.-Diss. Erlangen 1926. — *Schwyter, M.*, Frankf. Z. Path. 36, 146 (1928). — *Steinmeyer* u. *Kathe*, Beitr. Klin. Tbk. 64, 275 (1926). — *Stepp, W.*, Dtsch. med. Wschr. 1921, 1328. — *Tendeloo, N. Ph.*, Krkh.forsch. 8, 156 (1930). — *Tiedemann*, Dtsch. Arch. klin. Med. 16, 575 (1875). — *Toussaint* u. *Derscheid*, Presse méd. 1933, 283. — *Underwood, E. A.*, u. *N. Tattersall*, Tubercle 15, 1 (1933). — *Vogt, H.*, Jb. Kinderheilk. 74, 627 (1911) — Med. Welt 1930, 919 — Münch. med. Wschr. 1930, 2156. — *Wiese, O.*, Die Bronchiektasien im Kindesalter. Berlin 1927 — Kinderäztl. Prax. 6, 59, 211 (1935). — *Wiese, O.*, u. *Hindersin*, Z. Kinderheilk. 54, 657 (1933). — *Zawadowski*, J. de Radiol. 1930, 273.

Frankfurt a. M., Savignystr. 8.

Das Reichsgesundheitsamt 1933—1939

Sechs Jahre nationalsozialistische Führung

Von

Professor Dr. **Hans Reiter**

Präsident des Reichsgesundheitsamtes

X, 374 Seiten. 1939

RM 15.—; gebunden RM 16.50

Inhaltsübersicht:

Zum Geleit. Vorwort. — **Erster Teil:** A. Auswahl von Veröffentlichungen und Reden. B. Eröffnungsansprachen von Kongressen im Auftrage des Herrn Reichsministers des Innern. C. Sinnsprüche. — **Zweiter Teil:** Das Reichsgesundheitsamt 1933—1939. Von Professor Dr. Hans Reiter, Präsident des Reichsgesundheitsamts. Die Abteilung V (Verwaltung) 1933—1939. Von Oberregierungsrat Stümer. Die Abteilung A (Humanmedizin) 1933—1939. Von Vizepräsident Dr. Wiedel. Die Abteilung B (Veterinärmedizin) 1933—1939. Von Ministerialdirigent Professor Dr. Müssemeier. Die Abteilung C (Lebensmittelchemie) 1933—1939. Von Direktor Dr. Köpke. Die Abteilung E (Arbeitshygiene) 1933—1939. Von Oberregierungsrat Dr. Engel. Die Abteilung F (Pharmakologie und Physiologie) 1933—1939. Von Oberregierungsrat Dr. Kärber. Die Abteilung G (Arzneimittel und Opium) 1933—1939. Von Oberregierungsrat Linz. Die Abteilung J (Biochemie) 1933—1939. Von Oberregierungsrat Dr. Dieckmann. Die Abteilung L (Erbmedizin) 1935—1939. Leiter: Direktor Dr. Schütt. Untergruppe L_1 (Allgemeine und angewandte Erb- und Rassenpflege). Von Direktor Dr. Schütt. Untergruppe L_2 (Kriminalbiologische Forschungsstelle). Von Professor Dr. med. et Dr. med. h. c. Edler von Neureiter. Untergruppe L_3 (Rassenhygienische und bevölkerungsbiologische Forschungsstelle). Von Dr. phil. Dr. med. habil. Ritter. Untergruppe L_4 (Erbwissenschaftliches Forschungsinstitut). Von Professor Dr. Just. Die Abteilung N (Ernährungsphysiologie) 1935—1939. Von Direktor Professor Dr. Flößner. Das Institut für Infektionskrankheiten „Robert Koch" 1935—1939. Von Vizepräsident Professor Dr. Gildemeister. Die Preußische Landesanstalt für Wasser-, Boden- und Lufthygiene in Berlin-Dahlem. Von Vizepräsident Professor Dr. med. Konrich.

Dieses Buch will kurz zeigen, was das Reichsgesundheitsamt seit 6 Jahren, in denen es unter nationalsozialistischer Leitung steht, geleistet hat.

In der Darstellung der **Tätigkeit des Reichsgesundheitsamts** ergänzt es die anläßlich der 60-Jahres-Feier im Jahre 1936 erfolgten Veröffentlichungen und zeigt, wie diese Arbeit in einer ständigen Zunahme begriffen ist, deren weitere Entwicklung auch durch die letzten politischen Ereignisse im gleichen Sinne stark beeinflußt werden dürfte.

Der erste, weit umfangreichere Teil des Buches will durch die Wiedergabe einer größeren Anzahl von **Vorträgen, Ansprachen und Äußerungen** grundsätzlicher Art die Gesinnung vergegenwärtigen, die den Präsidenten des Reichsgesundheitsamts bei seiner Arbeit leitete.

Im ganzen gibt das Buch einen breiten **Ausschnitt aus der staatlichen Gesundheitsführung** des Dritten Reiches, zeigt das, was bisher erreicht wurde, läßt jedoch auch die Probleme erkennen, deren Lösung erst begonnen werden konnte.

Vielen, denen die Arbeit des Reichsgesundheitsamts in ihrer ungeheuren Vielfältigkeit weniger bekannt ist, wird es einen brauchbaren Einblick in Form und Inhalt dieser Arbeit bieten, weiterhin jedoch auch manche Anregung für eine weitere Gestaltung der deutschen Gesundheitspolitik aufzeigen.

VERLAG VON JULIUS SPRINGER IN BERLIN

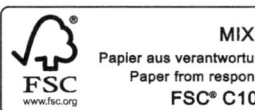

If you have any concerns about our products,
you can contact us on
ProductSafety@springernature.com

In case Publisher is established outside the EU,
the EU authorized representative is:
**Springer Nature Customer Service Center GmbH
Europaplatz 3, 69115 Heidelberg, Germany**

Printed by Libri Plureos GmbH
in Hamburg, Germany